Bauch · Beine · Po

Christa G. Traczinski · Robert S. Polster

Bauch · Beine · Po

Das effektive Training für eine Traumfigur

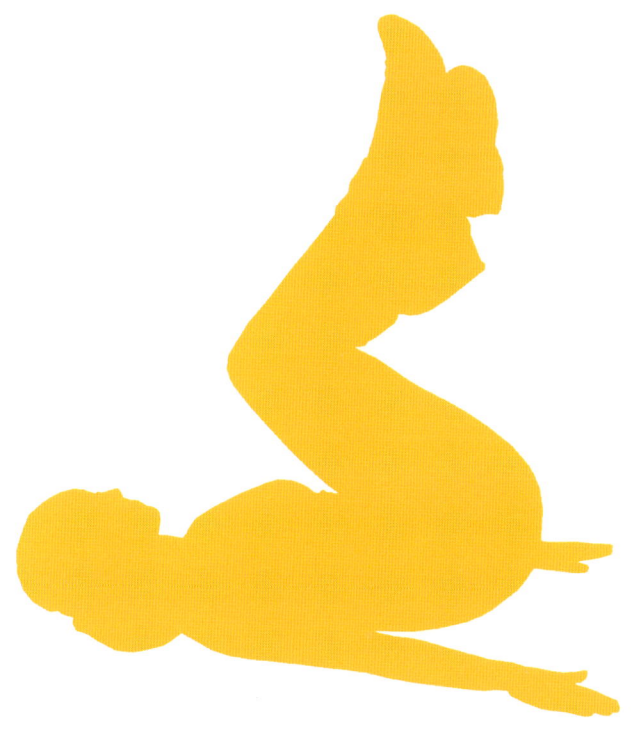

Die Autoren

CHRISTA G. TRACZINSKI ist Psychologin, Gestalttherapeutin, Heilpraktikerin und Yogalehrerin. Als Autorin zahlreicher Bücher entwickelt sie Ideen und Konzepte zum Thema Wellness, Fitness und Gesundheit.

ROBERT S. POLSTER ist Body & Mind-Coach, Autor und Personal Trainer. Beide leben gemeinsam in Berlin, wo sie unter ihrem Label *energyzone* ganzheitliche Buch- und Filmkonzepte sowie Seminare für Gesundheit, Selbstfindung und persönliches Wachstum anbieten und international tätige Trainer ausbilden.

Wichtiger Hinweis!
Konsultieren Sie bei gesundheitlichen Problemen, vorhandenen Verletzungen oder Schwangerschaft Ihren Arzt, bevor Sie mit dem Übungsprogramm beginnen. Beginnen Sie das Training nicht ohne vorheriges Aufwärmen. Falls während des Trainings Schmerzen auftreten, sollten Sie das Training abbrechen und ebenfalls erst mit einem Arzt Rücksprache halten, bevor Sie weitertrainieren. Überfordern Sie sich nicht – passen Sie Ihr Training Ihrer persönlichen körperlichen Verfassung an.

Dieses Buch wurde nach dem aktuellen Wissensstand sorgfältig erarbeitet. Dennoch erfolgen alle Angaben ohne Gewähr. Autor und Verlag haften nicht für eventuelle Nachteile und Schäden, die aus den in diesem Buch gezeigten Übungen und genannten Ratschlägen resultieren.

© Naumann & Göbel Verlagsgesellschaft mbH, Köln
Alle Rechte vorbehalten
Autoren: Christa G. Traczinski, Robert S. Polster
Layout und Satz: Druckfrei. Dagmar Herrmann, Köln
Gesamtherstellung: Naumann & Göbel Verlagsgesellschaft mbH, Köln

ISBN 978-3-625-12841-0
www.naumann-goebel.de

Inhaltsverzeichnis

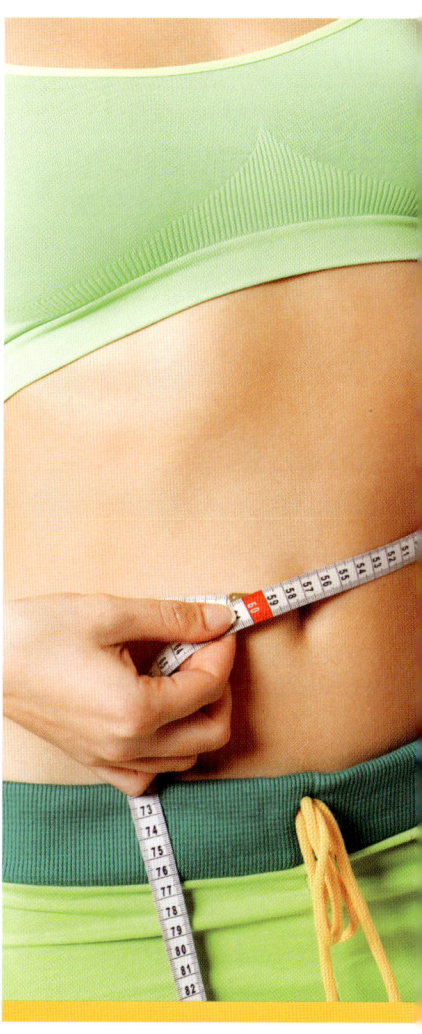

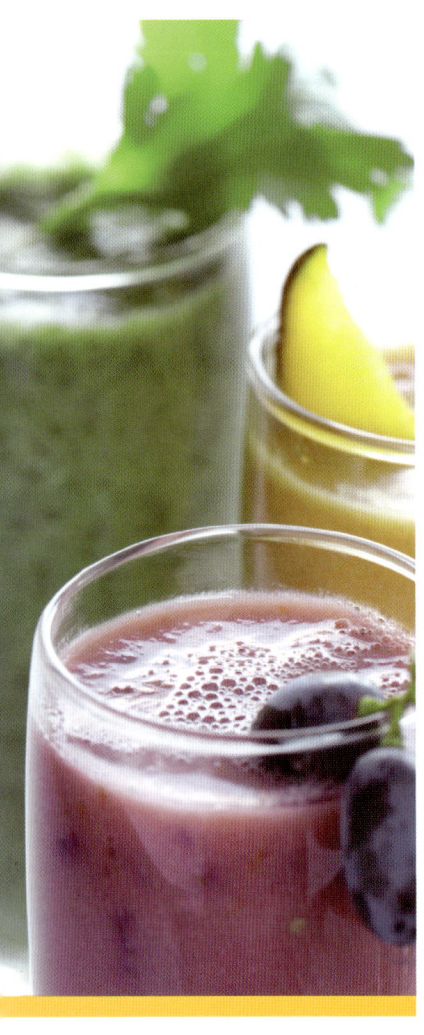

Bauch – Beine – Po:
Das Powerprogramm

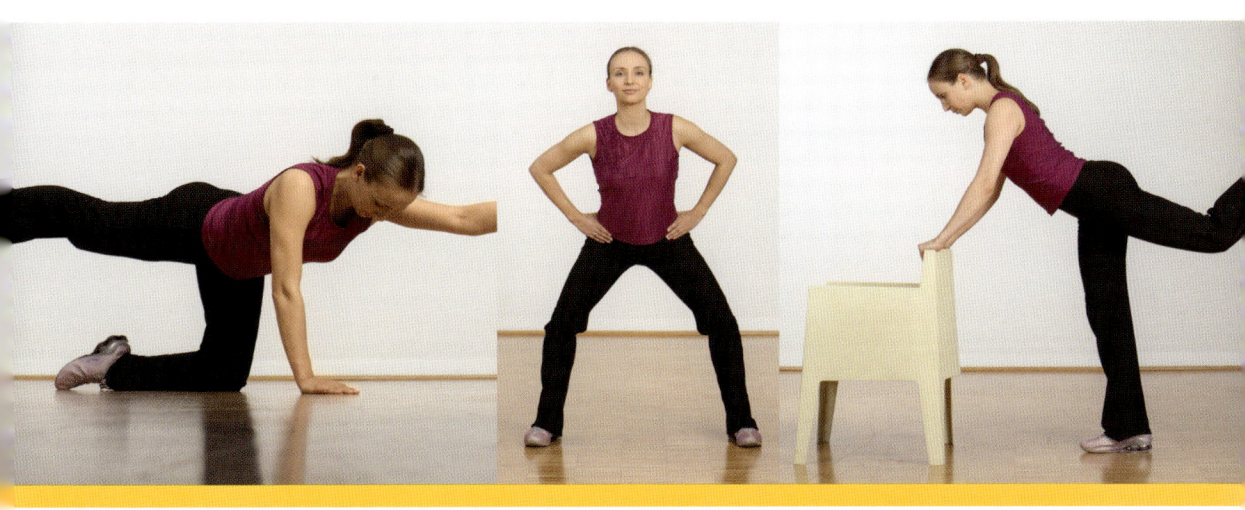

Vorwort

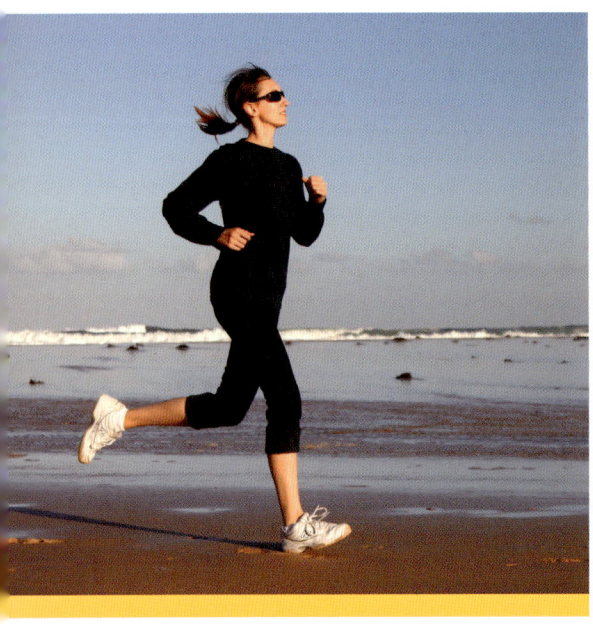

Sie sind die überflüssigen Pfunde leid und möchten lieber einen straffen Bauch, toll geformte Beine und einen knackigen Po? Warum dann noch Zeit verlieren – fangen Sie einfach an und starten Sie durch mit unserem BBP-Powerprogramm!

»Bauch – Beine – Po« (plus Rücken) ist das klassische Problemzonentraining. Mit und ohne Zusatzgeräte werden dabei die Problemzonen gestrafft und gekräftigt, vorwiegend wird die Bauch-, Bein-, Rücken- und Gesäßmuskulatur trainiert. Mit nur wenigen Minuten Trainingseinsatz am Tag können Sie Problemzonen am Körper bekämpfen, Ihren Körper in Form bringen und Ihre Haut straffen. Egal ob Einsteiger oder Geübte: Befolgen Sie einfach die Übungsvorschläge im Buch, und schon nach kurzer Zeit werden Sie erste Erfolge sehen.

Trauen Sie sich manchmal nicht, eng anliegende Kleidung zu tragen, oder versuchen Sie sich beim Sport so schnell wie möglich umzuziehen, damit Sie bloß keiner sehen kann? Ziehen Sie Ihren Bauch ein, damit Sie schlanker wirken? Mit diesem Thema sind Sie nicht allein! Viele Frauen, aber auch Männer, leiden unter ihren Problemzonen. Besonders im Sommer vor der Badesaison möchten Sie wahrscheinlich gerne irgendetwas tun, um Ihre Körperkonturen zu verschönern und Ihr Selbstbewusstsein zu stärken. Sie müssen keineswegs ins Fitness-Studio gehen, um dieses Ziel zu erreichen, sondern können mit geringem Zeitaufwand wirksame Bauch-Beine-Po-Übungen leicht in den Alltag einbauen. Das kostet nichts, und die Trainingsübungen sind leicht zu erlernen.
Das BBP-Powerprogramm ist ein ganzheitliches Training, das Ihnen nicht nur effektive Ideen für Ihr persönliches BBP-Work-out liefert, sondern

Ihnen auch mentale Unterstützung und Ernährungstipps gibt, die für das Wohlbefinden von Körper und Geist sorgen und die Sie ganz nach Ihrem persönlichen Bedarf umsetzen können.

Im Buch finden Sie BBP-Basisübungen für Einsteiger und ein Aufbautraining für Geübte, ein kurzes Work-out fürs Büro, zahlreiche Anti-Cellulite-Tipps sowie Hantelgymnastik für einen schönen Busen. Außerdem erhalten Sie einen Einblick in ein wirkungsvolles Problemzonen-Ernährungsprogramm: nützliche Informationen zu leckeren Nahrungsmitteln, die unsere Fettverbrennung gezielt ankurbeln.

Wir alle brauchen heute viel Power, körperliche Fitness und Energie, um den täglichen Anforderungen und dem Alltagsstress positiv begegnen zu können. Trotz Zeitdruck wollen wir gut aussehen, gesund und attraktiv sein! Die Herausforderung besteht lediglich darin, sich ab und zu etwas Zeit für sich zu nehmen und eine positive Einstellung zu regelmäßiger Bewegung zu entwickeln. Das BBP-Powerprogramm bietet Ihnen unkomplizierte Übungen, die Sie leicht in Ihr tägliches Leben integrieren können und die viel Spaß machen. Auf denkbar einfache Weise öffnet sich Ihnen der Weg zu einem aktiven, gesunden Lebensstil, und der Erfolg lässt nicht lange auf sich warten. Schon bald sind Sie wieder richtig fit und nicht nur körperlich, sondern auch mental gut drauf!

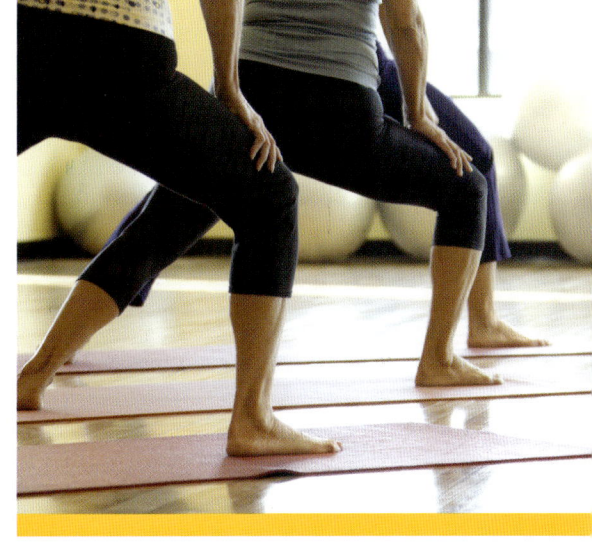

Wir hoffen, dass Ihnen unsere Fitness-Tipps und Übungen für Bauch, Beine und Po nicht nur ein paar Schweißperlen, sondern auch viel Vergnügen bringen werden, und wünschen Ihnen jetzt viel Freude beim Training!

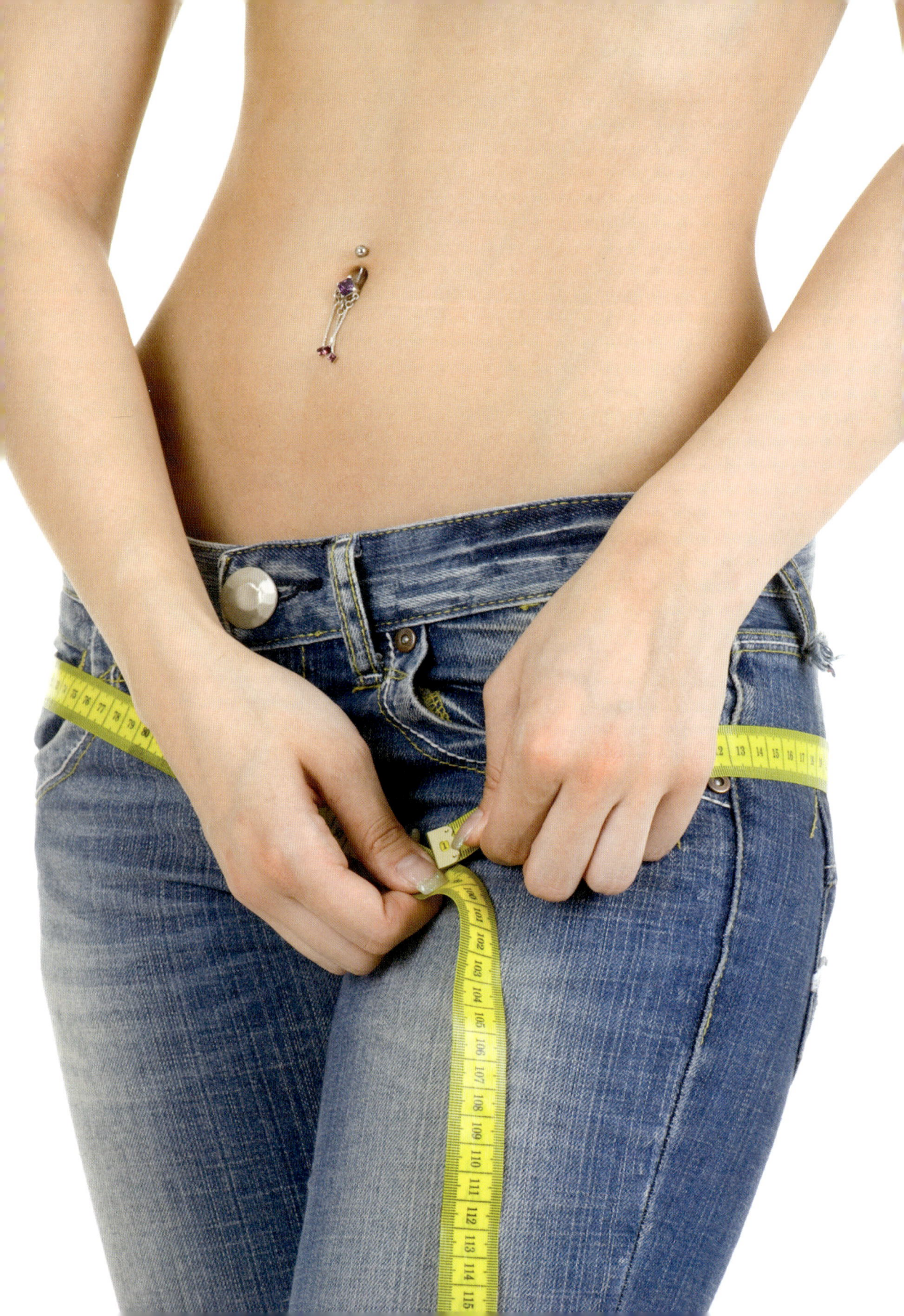

I. EINLEITUNG:
FIT STATT FAUL

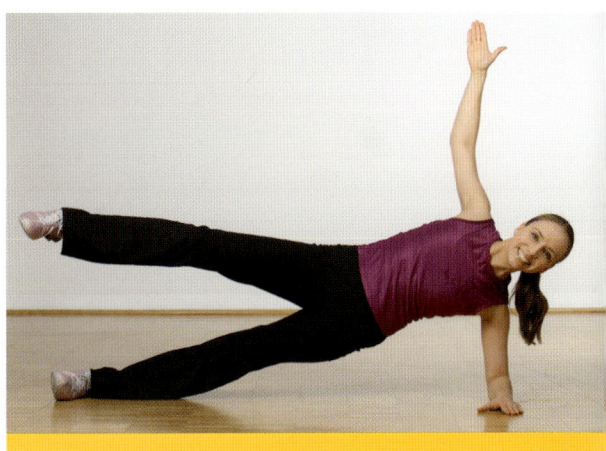

GUTE ARGUMENTE FÜR MEHR FITNESS

Ist es genetische Veranlagung, falsche Konditionierung oder einfach Pech? Die Anzahl der Fettzellen, der Körperbau und die Bindegewebsstruktur sind zwar von Geburt an festgelegt, aber es hängt durchaus vom eigenen Lebensstil ab, ob Sie sich ein gutes Körpergefühl erhalten, das Beste aus sich machen und voller Energie und Kraft sind. Fühlbare und sichtbare Erfolge sind gefragt – klären wir gemeinsam, wo die Herausforderungen liegen. Hier finden Sie schlagkräftige Argumente, jetzt loszulegen und in Fahrt zu kommen!

11

Lustlos, träge, resigniert? Wer ständig eine »Null Bock«-Stimmung hat und sich gehen lässt, wird bald seine Form verlieren oder schon verloren haben. Vielleicht sind es die späten Abendessen mit Freunden, Partnern und Familie oder die Heißhungerattacken gegen Frustgefühle, die ihre Spuren auf den Hüften hinterlassen.

Wenn Alltagshektik uns belastet und alle Energie raubt, wenn wir zu viel sitzen, unbewusst essen, wenn wir müde, frustriert und faul sind und uns in unserem Körper nicht mehr wohlfühlen, wird es höchste Zeit, etwas zu tun. Resignieren Sie nicht, auch wenn Sie schon einige Anläufe hinter sich haben und es bisher nicht mit dem Training klappen wollte. Hier kommen die besten Argumente für Ungläubige und Skeptiker, aktiv zu werden! Fitness ist ein Lebensstil: Bewegung hilft Ihnen, lebensfroh und aktiv zu sein, über Power und Energie zu verfügen. Und ein besseres Aussehen ist nur eines der Resultate: Ihre Ausstrahlung wird durch kontinuierliches Training immer besser, und auf andere Menschen wirken Sie anziehender als je zuvor.

SCHLUSS MACHEN MIT DEM BEAUTY-STRESS

Das zwanghafte Streben nach der angeblich perfekten Figur, die uns immer wieder in den Medien präsentiert wird, hat bislang nicht nur viele Frauen verunsichert, sondern auch ernsthafte Essstörungen hervorgebracht. Schon junge Mädchen leiden unter Komplexen und möchten gern ein zweifelhaftes Wunschgewicht erhungern.
Ob sich kollektive Wünsche oder clevere Marketingstrategien hinter dem Trend unserer Zeit verbergen, superschlank so schön zu finden, sei einmal dahingestellt. Klar ist, dass uns die visuellen Kriterien unseres sozialen Umfelds beeinflussen und prägen.

Wenn wir dem Anpassungswahn noch nicht anheimgefallen sind, lehnt sich, ganz zu Recht, etwas ins uns dagegen auf, wie eine Ware nach rein optischen Kriterien verglichen und bewertet zu werden. »Beauty-Stress« und Wohlgefühl schließen sich aus! Ohne Wohlgefühl wiederum stellt sich kein gutes Körpergefühl ein, geschweige denn eine gute Ausstrahlung. Daher sei hier vorab erwähnt, dass es nicht darum gehen kann, sich selbst und den eigenen Körper negativ zu bewerten und nur in »Problemzonen« zu denken. Stattdessen geht es darum, sich über die Gaben, mit denen man auf die Welt gekommen ist, zu freuen, die eigene Trägheit zu überwinden und das Beste aus sich und seinem Typ zu machen!

DAS EIGENE WOHLGEFÜHL: SCHLÜSSEL ZU EINEM SCHÖNEN KÖRPER

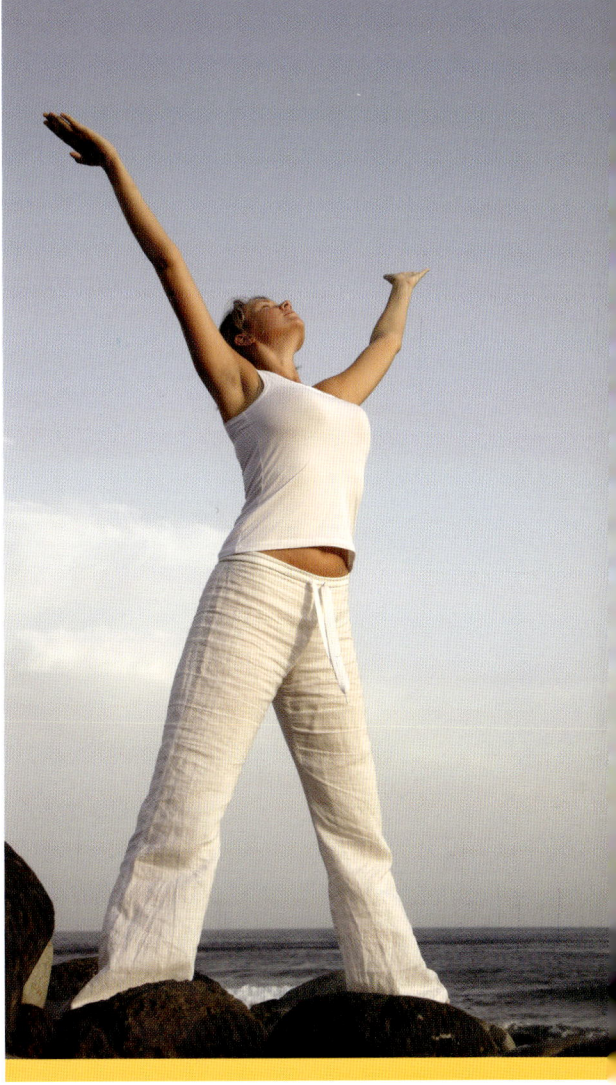

Ob berechtigte Selbstkritik oder von außen gesetzte Maßstäbe uns antreiben, ist nicht immer leicht zu unterscheiden und erfordert eine gute Selbstwahrnehmung, denn wir sind ständig der öffentlichen Meinung ausgesetzt. Die Grenze zwischen den eigenen Wünschen und den Erwartungen anderer zu ziehen scheint dennoch ein wichtiger Aspekt des bewussten Umgangs mit sich selbst zu sein, denn nur wenn wir aus innerer Überzeugung den eigenen Lebensstil und lieb gewonnene »schlechte Gewohnheiten« verändern, fühlen wir uns stark, und der Erfolg ist uns sicher. Daher ist es hilfreich, zuerst ins eigene Selbstgefühl einzutauchen und herauszufinden, was uns motiviert.
Nur unsere eigenen Bedürfnisse weisen uns den Weg, wie und womit es uns dauerhaft gut gehen wird.

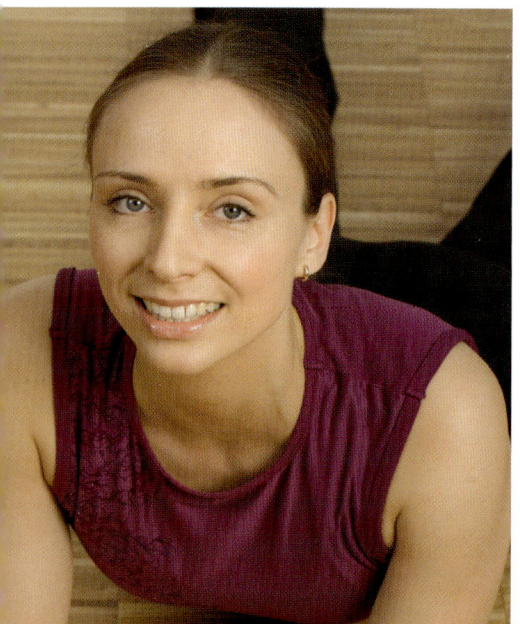

Wichtige Säulen eines ausgewogenen Lebensstils und schöner Körperformen sind Bewegung, gesunde Ernährung und Entspannung. Der Körper mit seinen unzähligen, wenn auch häufig zeitverzögerten Signalen ist ein Spiegel für all das, was uns guttut oder nicht. Auf diese wichtigen Zeichen unseres Organismus müssen wir achten. Wenn wir dem Körper das geben, was er wirklich braucht, anstatt erst zu reagieren, wenn wir aus der Form gegangen und ohne Vitalität sind, bleiben wir auch fit, gesund und – meistens – gut gelaunt. Gönnen Sie sich also ein paar schöne Stunden mit sich selbst! Worauf warten? Nur Sie allein können wissen und bestimmen, wie Sie sich in Ihrem Körper fühlen oder fühlen wollen.

POSITIVE AUSSTRAHLUNG MACHT BEGEHRENSWERT

Ohne positives Selbstwertgefühl lässt auch unser Körpergefühl zu wünschen übrig. Geben Sie es auf, jemand anders sein zu wollen als Sie selbst! Die Gaben, die Sie in diese Welt mitgebracht haben, sind wunderbar! Zu klein, zu dünn, zu kurvenreich, zu mollig oder andere »Unvollkommenheiten« existieren vor allem im eigenen Kopf. Trennen Sie sich von falschen Idealen und erleben Sie den Kick, jetzt das Beste aus sich und Ihrem Typ zu machen – ohne Leistungsdruck und Stress. Das Überwinden der eigenen Trägheit und das Loslassen alter Gewohnheiten sind eine Befreiung und die Hinwendung zu einem tollen Lebensgefühl. Außerdem wird regelmäßiges Training vom Gehirn mit der Ausschüttung von »Glückshormonen« belohnt: Der Serotoninspiegel steigt, das Stimmungsbarometer geht nach oben – und das lässt Sie strahlend und anziehend wirken!

Sie fühlen sich viel jünger, wenn Sie Ihren Körper trainieren – und sehen auch so aus! Wenn sich Ihre Muskeln straffen und vergrößern, strafft sich auch die darüberliegende Haut und wirkt wie von innen »aufgepolstert«. Zudem lässt uns die vermehrte Sauerstoffaufnahme der Zellen bei regelmäßigem Work-out langsamer altern. Bewegung verbessert die Zirkulation des Blutes im Organismus, sodass der gesamte Stoffwechsel aktiviert wird und auch Umweltgifte schneller aus dem Organismus abtransportiert werden – Ihr Immunsystem wird gestärkt, Sie werden resistenter gegen Krankheiten, und auch das Gehirn gewinnt an Leistungsfähigkeit.

BESSER IM TEAM

Keine Lust auf Bewegung? Da hilft nur eins: Suchen Sie sich einen Trainingspartner und trainieren Sie zu zweit oder in einer Gruppe – das motiviert, macht Spaß und verschafft Ihnen ein tolles Erfolgserlebnis! Keiner bleibt auf der Strecke, Sie können sich über Ihre Trainingsziele austauschen und sich so moralisch bestens für das nächste Training aufbauen.

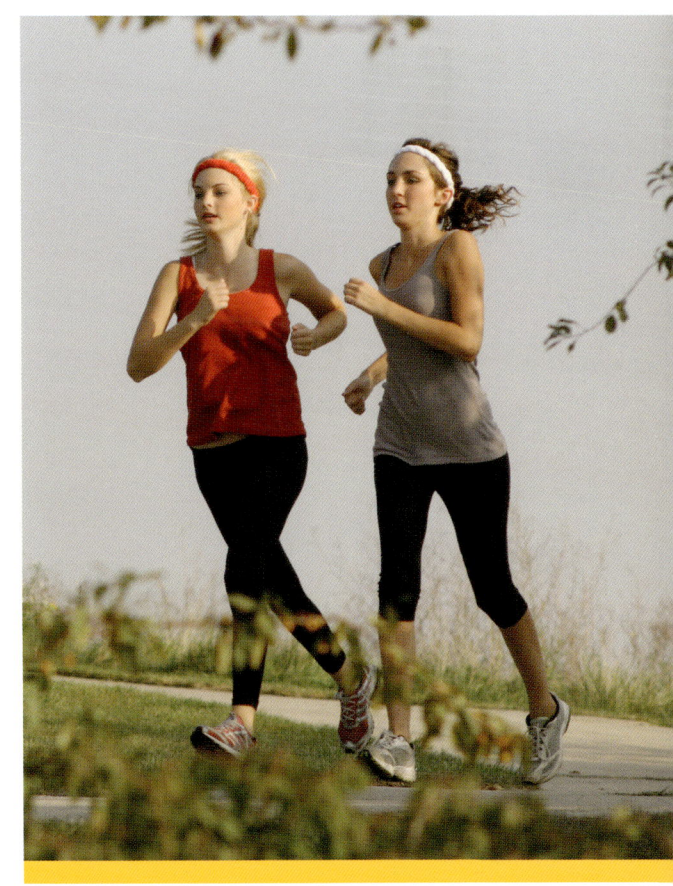

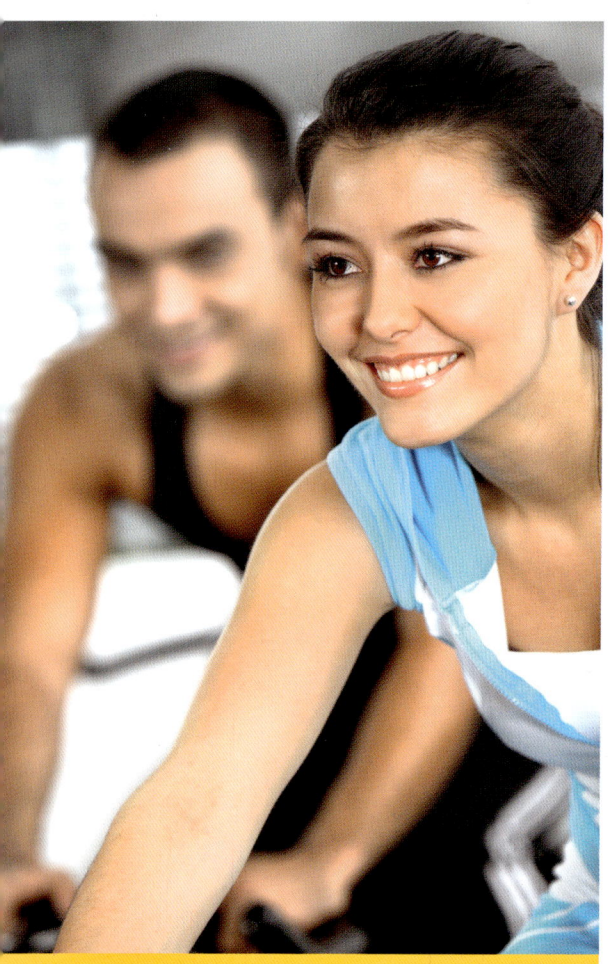

SPORTLICHES OUTFIT

Gönnen Sie sich ein schönes Outfit aus Hightech-Materialien: Die Mikrofasern sind ultraleicht, schmiegen sich angenehm an den Körper an und gleichen Hitze und Kälte aus – da darf auch geschwitzt werden, ohne sich gleich eine Erkältung einzufangen (was Fitness-Muffeln gelegentlich als Ausrede dient).

DEN BIORHYTHMUS STÄRKEN

Jeder Mensch hat einen ganz spezifischen Biorhythmus. Finden auch Sie heraus, wann Sie am besten trainieren können. Egal ob morgens, mittags oder abends, der Effekt ist auf jeden Fall größer, wenn Sie es schaffen, immer zur gleichen Zeit zu trainieren, denn der Körper stellt sich auf diese Zeit ein und ist dann leistungsbereiter. Sie kommen in Schwung und können die durch das Training freigesetzte Energie anschließend für sich nutzen.

SCHÖNE HAUT IST ATTRAKTIV

Wer schwitzt, scheidet Giftstoffe über die Haut aus. Der Zellstoffwechsel reguliert sich, und die Haut als unser größtes Organ wird optimal mit Sauerstoff versorgt – dieser natürliche Reinigungsprozess verleiht Ihnen einen rosigen und strahlenden Teint, die Haut sieht gesund und frisch aus.

MENTALE POWER

Konzentrations- und geistige Leistungsfähigkeit werden durch Bewegung gesteigert, denn das Gehirn wird besser mit Sauerstoff versorgt. Wer sich regelmäßig bewegt, wird innerlich ausgeglichen und ist besser gefeit gegen das Auf und Ab der Gefühle. Sie sind entspannt, fröhlich und unbeschwert.

RELAXT SCHLAFEN

Ein großer Gewinn: Wenn Sie sich regelmäßig bewegen, können Sie auch ruhiger und besser schlafen. Und ein besserer Schlaf macht Sie gelassener und entspannter, was sich positiv auf Ihre Ausstrahlung auswirkt.

FITNESS UND SINNLICHKEIT

Sex macht mehr Spaß, wenn Sie sich wohl in Ihrer Haut fühlen. Sie sind selbstsicherer und aktiver und haben zudem die Energie, Liebesspiele öfter und länger zu genießen. Die gute Ausstrahlung, ein sinnliches Körpergefühl und die streichelzarte Haut machen Sie schön und begehrenswert.

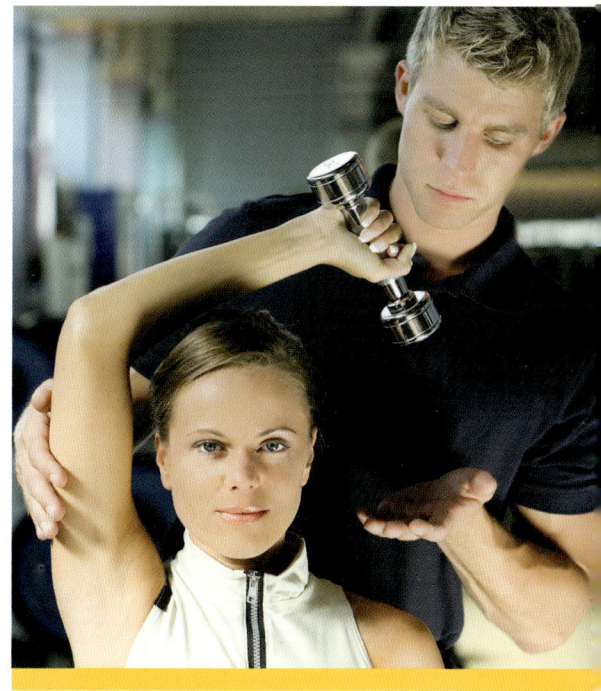

NICHT ZU VIEL

Sie verlieren Ihre Motivation, wenn Sie sich zu viel vornehmen. Bauen Sie Ihr persönliches Trainingsprogramm Schritt für Schritt auf und genießen Sie Ihre Fortschritte – dann bleiben Sie am Ball und können sich bald über Ihren Erfolg freuen, denn der ist Ihnen sicher!

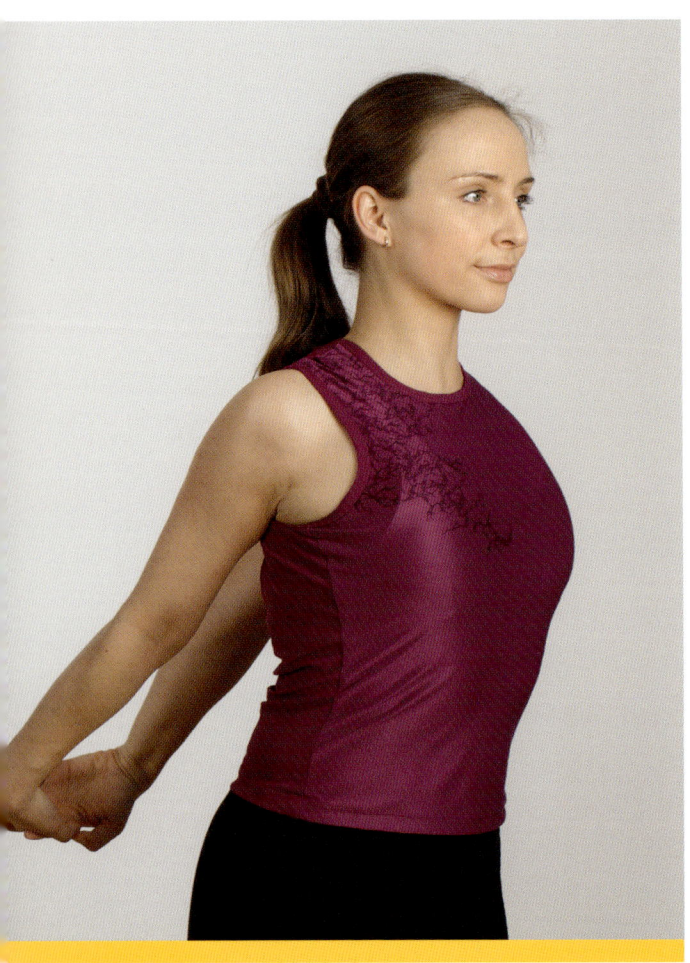

IMAGINATION MACHT STARK

Wenn Ihnen gute Argumente und Vernunft nicht weiterhelfen und Sie immer noch auf der Stelle treten, sollten Sie Ihr Unterbewusstsein ansprechen. Ihr Vorstellungsvermögen kann Ihnen dabei helfen, innere Widerstände zu überwinden. Sie kennen das: Man fühlt sich manchmal ausgepumpt, ist ohne Antrieb, nichts macht so richtig Spaß – aber wenn dann etwas Tolles, Unvorhergesehenes passiert, legt sich ein Schalter im Kopf um: Sie werfen alte Glaubenssätze über Bord, probieren neue Wege aus und sprühen vor Tatkraft und Energie. Nutzen Sie die Kraft Ihrer Psyche: Das Umpolen von Minus auf Plus hängt nicht unbedingt von äußeren Faktoren oder anderen Menschen ab – Sie können sich selbst die Impulse für ein gutes Feeling geben!

Wenn Sie eine andere Sicht der Dinge gewinnen und Sie für sich konkrete positive Glaubenssätze formulieren, eröffnen sich Ihnen auch neue Wege – und es geht Ihnen in Sekundenschnelle besser. Erwünschte körperliche und emotionale Empfindungen können durch zielgerichtete positive Vorstellungen, Gedanken und Aussagen hervorgerufen werden – diese Tatsache ist heute aus der Psychologie bekannt und wird entsprechend eingesetzt, um bestimmte Ziele visualisieren und erreichen zu können. Nutzen auch Sie die Kraft positiver Aussagen, um erfolgreich zu trainieren, und überwinden Sie damit Ihre inneren Blockaden. Sagen Sie

sich z. B.: »Ich glaube an meine innere Stärke und ich bin aktiv!«
Lassen Sie dabei vor Ihrem inneren Auge ein klares Bild von sich selbst
als starke, aktive Person entstehen. Nehmen Sie die Energie aus diesem
Bild in sich auf und tragen Sie sie in Ihr Training und schließlich in Ihr
Leben hinein.

Sagen Sie sich immer wieder: »Ich bin fit, schlank und schön!« Es gilt,
die Kommunikation zwischen Körper und Geist zu aktivieren und in
Balance zu bringen. Ein gutes Körpergefühl geistig hervorzurufen und
sich genauso vital und voller Energie zu sehen bzw. zu fühlen kann sehr
wirkungsvoll sein und Ihnen eine neue Richtung geben.

Unser Tipp: Wenn Sie hin und wieder die Lust am Training verlieren
sollten, lesen Sie einfach die Argumente für mehr Fitness noch
einmal durch und machen Sie sich deren Bedeutung genau klar –
wollen Sie wirklich auf so viel Gutes in Ihrem Leben verzichten?

WISSENSWERTES ÜBER
UNERWÜNSCHTE RUNDUNGEN

Ein gutes Feeling und über-
zeugende Argumente
allein bringen noch kein
Pölsterchen zum Schmelzen,
aber sie helfen, unsere Einstellung langfristig zu verändern, und können so das
Training optimieren. Es bleibt
zu klären, welche Elemente
dazu beitragen, dem Körper
eine gute Form zu verleihen.

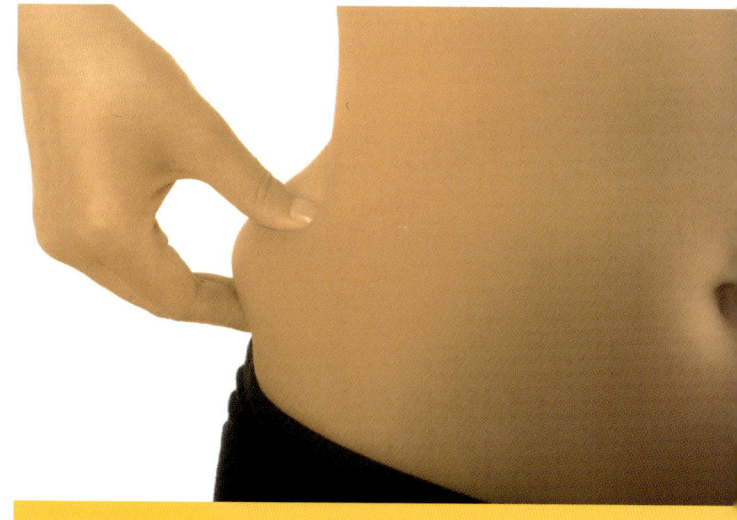

Bei Frauen macht die Muskelmasse, anders als bei Männern, nur ca. 35 % des Körpergewichts aus. Die rund 10 % Unterschied zum männlichen Geschlecht hat die Natur eingerichtet: Im weiblichen Körper wird weniger Testosteron gebildet, das Hormon, das Muskelmasse aufbaut. Trotzdem sorgt regelmäßiges gezieltes Training für wohlproportionierte Formen, denn durch den gesteigerten Energieverbrauch schmelzen nicht nur Fettpölsterchen, sondern Muskelarbeit festigt auch das Gewebe, strafft die Haut und sorgt für eine gute Körperharmonie. Die weiblichen Rundungen dürfen ruhig bleiben, aber straff und fest sind sie noch schöner. Ein Glücksfall: Die Bauchmuskulatur reagiert auf konzentriertes Training schnell, sodass Sie bald erstaunliche Unterschiede bemerken werden, wenn Sie das BBP-Training praktizieren.

Die drei für die Bauchpartie zuständigen Muskelgruppen sind

- die geraden Bauchmuskeln, die senkrecht vom Brustkorb zum Unterbauch verlaufen und bei Rumpfbeugen (sogenannten »Sit-ups«) aktiv sind,
- die äußeren schrägen Bauchmuskeln, die Drehungen und Seitwärtsbewegungen des Oberkörpers ermöglichen, und
- der tief sitzende, quer verlaufende Muskel im unteren Bauchbereich, der die Atmung unterstützt (gut zu spüren, wenn wir husten).

Sitzen wir zu viel, wird die Bauchmuskulatur geschwächt, Verspannungen und Rückenschmerzen sind die unangenehmen Folgen. Da hilft nur ein gezieltes Training, das nicht nur den Bauch verschönert, sondern auch den Rücken stärkt und Haltungsschäden zu korrigieren hilft.

Beim Po sind es drei Muskelpartien, die für Straffheit und schöne Formen sorgen:

- der kleine und
- der mittlere Gesäßmuskel, die die Haltung des Beckens unterstützen, und
- der große Gesäßmuskel, der das aufrechte Stehen und Gehen ermöglicht. Letzteren zu trainieren ist besonders wichtig, wenn der Po attraktiv bleiben soll. Der große Pomuskel ist in Fettgewebe und weiches Bindegewebe eingebettet – dort kann sich Cellulite ungehindert ausbreiten.

Viel zu sitzen unterfordert die Gesäßmuskulatur, und das Becken wird bei geschwächter Muskulatur nicht mehr optimal gehalten. Doch auch hier schafft ein Work-out Abhilfe: Es bringt Fett zum Schmelzen und sorgt wieder für eine knackige Form, glatte Haut und eine gute Haltung.

Auch die Beine brauchen ein gutes Training. Dabei wird die Muskulatur der Oberschenkel in Form gebracht, die in vier Muskelgruppen unterteilt ist:

- die Abduktoren,
- die Adduktoren,
- die Beinstrecker und
- die Beinbeuger.

Sollen unschöne Wölbungen an Oberschenkeln verschwinden, müssen die Abduktoren aktiviert werden, mit denen sich die Beine seitwärts nach außen bewegen lassen. Gegenspieler sind die Adduktoren, die die umgekehrte Bewegung der Beine seitwärts nach innen ermöglichen. Diese beiden Muskelstränge sind weniger genutzt als die Beinstrecker (vordere Oberschenkelmuskeln), die beim Stehen, Gehen und In-die-Knie-Gehen ständig tätig sind. Der Beinbeuger (hinterer Oberschenkelmuskel) ist der meist passive Gegenspieler, der durch zu wenig Beanspruchung oft verkürzt ist – doch Stretching und Oberschenkeltraining können wahre Wunder bewirken und sogar Knie- und Rückenprobleme mindern!
Bleiben Sie am Ball und tun Sie täglich etwas für Bauch, Beine und Po. Steigen Sie Treppen, statt den Lift zu nehmen, und

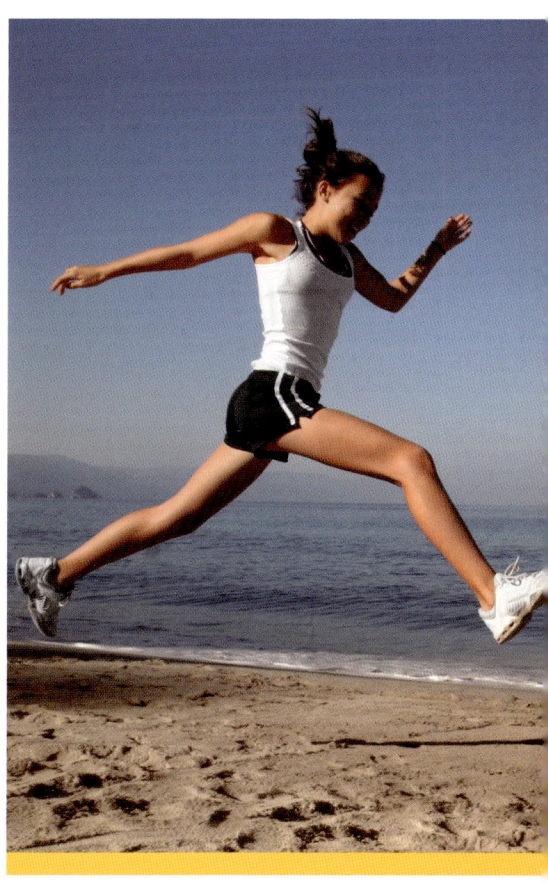

gehen Sie häufiger zu Fuß. Wenn Sie zudem regelmäßig Ihre »Problemzonen« trainieren, ist der Erfolg auf Ihrer Seite. Schon nach zwei Wochen spüren und sehen Sie die ersten Ergebnisse!

WAS DIE KURVEN STÜTZT UND FORMT

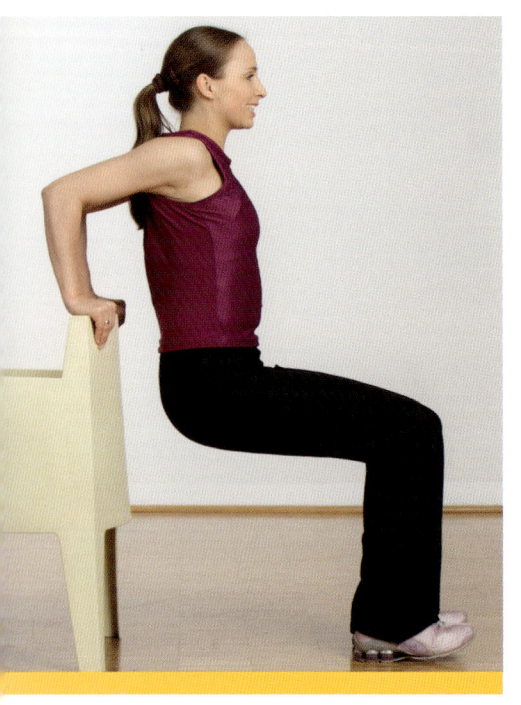

Anders als bei Männern ist das weibliche Bindegewebe in parallel verlaufenden Fasern angeordnet und dadurch dehnbarer – eine für die Zeit der Schwangerschaft optimale Eigenschaft. Leider neigt das Gewebe dadurch auch zu mehr Elastizitätsverlust. Durch die spezifische Struktur des weiblichen Bindegewebes können sich Fett und Lymphflüssigkeit stärker einlagern. In der Haut an Hüften, Po und Oberschenkeln können sich auf diese Weise kleine Dellen ausprägen, die sogenannte »Orangenhaut« oder Cellulite.

Nur körperliche Aktivität sorgt für mehr Straffheit und Elastizität des Gewebes. Erst dann können zusätzliche Anwendungen gegen Cellulite wie Heißkalt-Duschen, Trockenbürsten und Bindegewebsmassagen, Körperwickel, Massagecremes und straffende Öle etwas bewirken!

STARKE MUCKIS FÜR EINE AUSGEWOGENE FIGUR

Da unsere »Beugemuskeln« zur Verkürzung neigen, brauchen sie viel Dehnung; die »Streckmuskeln« sind häufig geschwächt, denn wir sitzen viel und nutzen diese Muskeln darum oft zu wenig – sie müssen entsprechend aktiviert und gekräftigt werden.

Für eine ausgewogene Haltung und eine gute Figur sind optimal trainierte Muskeln unerlässlich. Muskuläre Unausgewogenheit entsteht, wenn eine Muskelgruppe übermäßig belastet, eine andere dagegen geschwächt ist. Dieses Ungleichgewicht der Muskeln macht sich auf Dauer schmerzhaft bemerkbar: Verspannungen und ein erhöhtes Verletzungsrisiko sind die unliebsamen Folgen. Und schwache Muskeln lassen Problemzonen erst entstehen!

Heutzutage haben oft selbst junge Menschen bereits Rückenprobleme. Die Hauptursachen sind Bewegungsmangel, einseitige und falsche Belastungen oder auch ungünstige Schlafpositionen (z. B. durch minderwertige Matratzen). Die Rückenmuskulatur verhärtet sich, zudem entsteht Druck auf die Wirbelgelenke. Weil verkrampfte Muskeln schmerzen, werden Bewegungen vermieden und die Muskulatur rostet weiter ein – ein Teufelskreis!

Das BBP-Training wirkt sich positiv auf die gesamte Muskulatur und auf die Körperhaltung aus.

DEN STOFFWECHSEL AUF TOUREN BRINGEN

Wer sich selten bewegt und den Körper nicht trainiert, verliert durchschnittlich ein halbes Pfund Muskelmasse pro Jahr. Sind die Muskeln erst einmal verschwunden, wird auch der Stoffwechsel passiv. Trauriges Resultat: Fettgewebe breitet sich ungehindert aus. Besonders betroffen sind die Regionen Bauch, Beine und Po. Ist der Stoffwechsel erst einmal träge, haben wir noch weniger Power und Lust, aktiv zu werden und uns zu bewegen. Es kommt zu einer negativen Energie-Spirale: Je weiter es körperlich bergab geht, desto weniger Antrieb ist da! Das Resultat: mehr Fettpölsterchen und Cellulite.

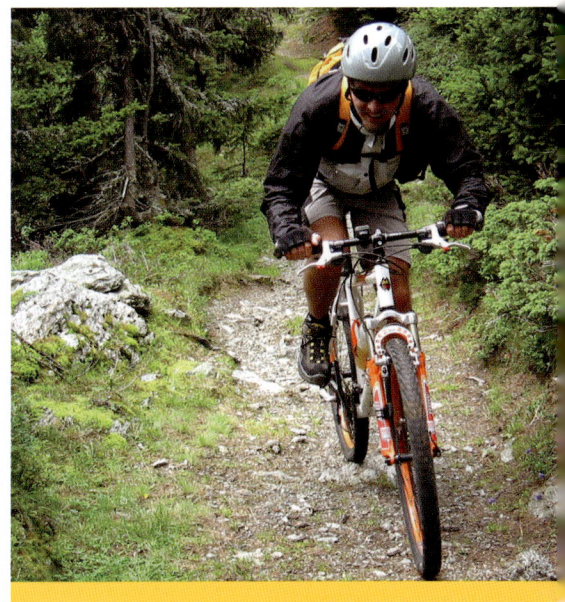

Dagegen hilft nur eine Doppelstrategie: Weniger Energie (in Form von Kalorien) aufnehmen, mehr Energie verbrauchen! Kräftige Muskeln bringen die Stoffwechselfunktionen auf Hochtouren. Also runter vom Sofa, rein in die Fitness-Klamotten, und los geht's!

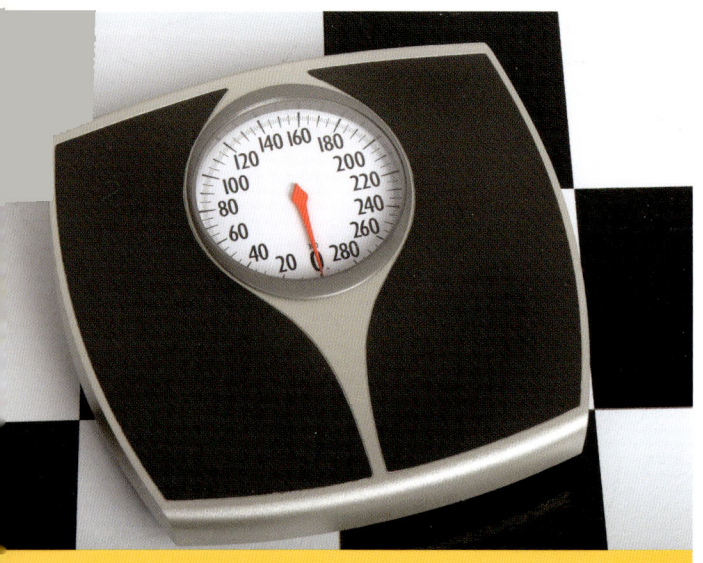

DEPOTS MIT FOLGEN

Sollen die Speckröllchen schmelzen? Einfach drauflos zu trainieren bringt keinen Erfolg, auch wenn Sie sich Ihre Lieblingssünden ab sofort verkneifen. Wollen Sie abnehmen, schlanker werden und toll aussehen, muss der Körperfettanteil gering sein und entsprechend sinken.

Fette bestehen aus Fettsäuren, die aufgrund ihrer chemischen Struktur nach Sättigungsgraden unterschieden werden. Es gibt gesättigte Fettsäuren, einfach ungesättigte sowie mehrfach ungesättigte Fettsäuren, die sich jeweils unterschiedlich im Fettstoffwechsel verhalten. Die gesättigten Fettsäuren (enthalten z. B. in Butter, Fleisch, Wurst) verhalten sich wenig reaktionsfreudig und wandern meist gleich in die Fettdepots. Die ungesättigten Fettsäuren hingegen sind für den Körper essenziell, d. h. sie sind lebensnotwendig, werden vom Körper aber nicht selbst gebildet und müssen mit der Nahrung zugeführt werden. Diese ungesättigten Fettsäuren liefern wichtige Bausteine z. B. für den Aufbau von Zellen. Einfach ungesättigte Fettsäuren finden sich beispielsweise in Nüssen, Oliven- und Rapsöl, mehrfach ungesättigte in Seefisch, Weizenkeimen, Soja-, Sonnenblumen- und Leinöl.

Leider neigt unser Organismus durch ein altes Überlebensprogramm aus der Vorzeit dazu, alles für den Stoffwechsel überflüssige Fett für Notzeiten in den Fettzellen unseres Körpers zu speichern. Depotfett ist in geringen Mengen für den Körper lebensnotwendig. Unser Körper braucht Fett, da es unsere inneren Organe schützt, die Körpertemperatur reguliert und Vitamine speichern kann. Doch Vorsicht! Zu viel Fett erhöht das Risiko für Herz-Kreislauf-Erkrankungen und Stoffwechselstörungen erheblich!

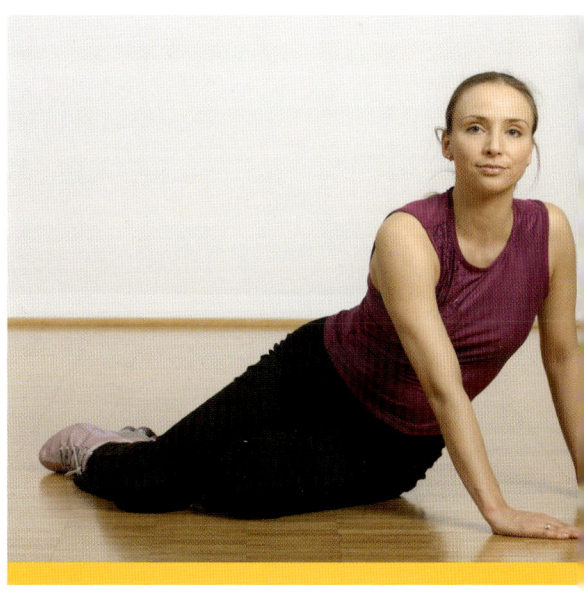

Wie viel Ihr Körperfettanteil in etwa vom gesamten Körpergewicht ausmacht, verrät z. B. ein Blick in den Spiegel oder das Wiegen mit einer speziellen Waage, die den Fettanteil der Körpermasse angibt. Normalerweise sollte dieser Fettanteil nach heutigen Erkenntnissen bei Frauen nicht mehr als etwa 20 bis 27 %, bei Männern nicht mehr als ca. 23 % betragen. Wie schwer ein Erwachsener insgesamt sein sollte, wird als »Normalgewicht« bezeichnet. Zur Berechnung des Normalgewichts stehen zwei Formeln zur Verfügung:

1. Der Broca-Index (Normalgewicht in kg = Körpergröße in cm − 100), wobei Abweichungen von 10 bis 15 % im Rahmen liegen. Bei dieser Berechnung entsteht das Problem, dass kleine Personen zu häufig, große zu selten als übergewichtig eingestuft werden.

2. Der Body-Mass-Index (BMI) bzw. Körpermassenindex ist genauer. Zur Errechnung des BMI wird das Körpergewicht (kg) durch die Körpergröße zum Quadrat (m^2) geteilt. Als wünschenswerter BMI sind folgende Referenzwerte ermittelt worden:

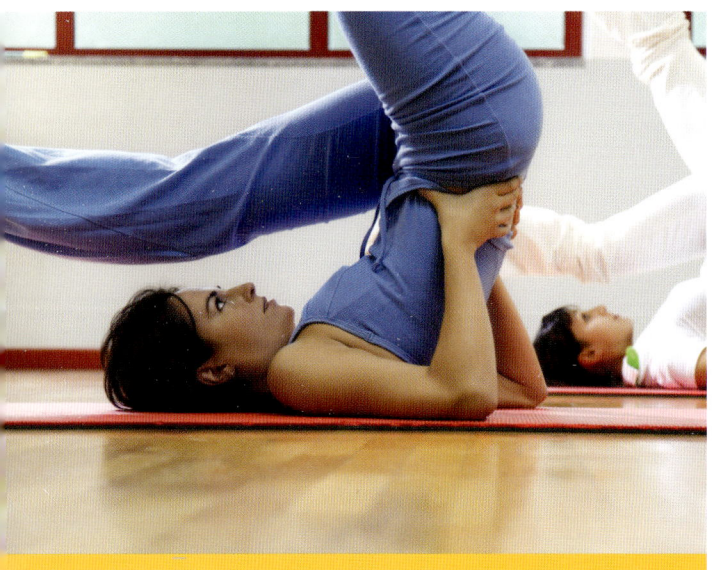

Alter	BMI
19–24	19–24
25–34	20–24
35–44	21–26
45–54	22–27
55–64	23–28
>65	24–29

Beispiel: Sabine ist 25 Jahre alt, 1,66 m groß und wiegt 70 kg. Ihr BMI entspricht: 70 kg : (1,66 x 1,66) = 25,4 und bewegt sich damit leicht über dem Normalgewicht in Richtung Übergewicht.

Untergewicht beginnt nach heutiger Ansicht bei einem Gewicht von 20 % unter dem Normalgewicht bzw. einem BMI von weniger als 19 bei Frauen und weniger als 20 bei Männern. Ein Anzeichen von Übergewicht ist ein BMI von 26 bis 30 im jungen und mittleren Erwachsenenalter, und Adipositas (krankhaftes Übergewicht) liegt vor, wenn der BMI 20 % über dem Normbereich liegt.

Jetzt wissen Sie aber noch nicht unbedingt etwas über die Verteilung des Körperfettes – entscheidend ist die Gesamtkomposition des Körpers, der sich aus Magermasse, Muskeln, Knochen, Körperfett und einem Wasseranteil zusammensetzt. Sie können hierzu eine entsprechende bioelektrische Impedanzanalyse (BIA) vornehmen lassen (z. B. in Apotheken oder Fitness-Studios), um Genaueres darüber zu erfahren.

TIPP: Wenn die Seele verletzlich ist und sich der Körper mit einer zusätzlichen Schutzschicht vor Kummer abschirmt, kann das so lange sinnvoll sein, bis die Zeit reif ist, persönlichen oder beruflichen Konflikten auf den Grund zu gehen. Stärken Sie Ihr Selbstbewusstsein und haben Sie den Mut, Spannungen jetzt aus dem Weg zu räumen – es ist Ihr gutes Recht, sich wohlzufühlen! Nehmen Sie sich mehr Zeit für sich, spüren Sie den Ursachen Ihrer Unzufriedenheit nach: Vielleicht bekommen Sie den ein oder anderen neuen Impuls und möchten jetzt etwas in Ihrem Leben grundlegend verändern!

DIE FETTVERBRENNUNG ANKURBELN

Bringen Sie Ihren Stoffwechsel auf Touren: Richtig abnehmen und schöne Körperformen erhalten funktioniert, wenn die wichtigsten Faktoren für die Fettverbrennung – Bewegung und Ernährung – kritisch unter die Lupe genommen und mit gezielten Maßnahmen verändert werden. Das gelingt, wenn Sie mehr Lebensmittel mit geringem Kalorien- und hohem Ballaststoffgehalt essen (z. B. Gemüse, Obst, Salat), die lange sättigen, aber relativ energiearm sind. In dem Zeitraum, in dem wir Gewicht verlieren möchten, sollten wir zur Leistungserhaltung dem Körper auf jeden Fall ausreichend Proteine, Vitamine und Mineralstoffe zuführen, damit diese wichtigen Substanzen auch bei eingeschränkter Kalorienzufuhr in ausreichender Menge zur Verfügung stehen.

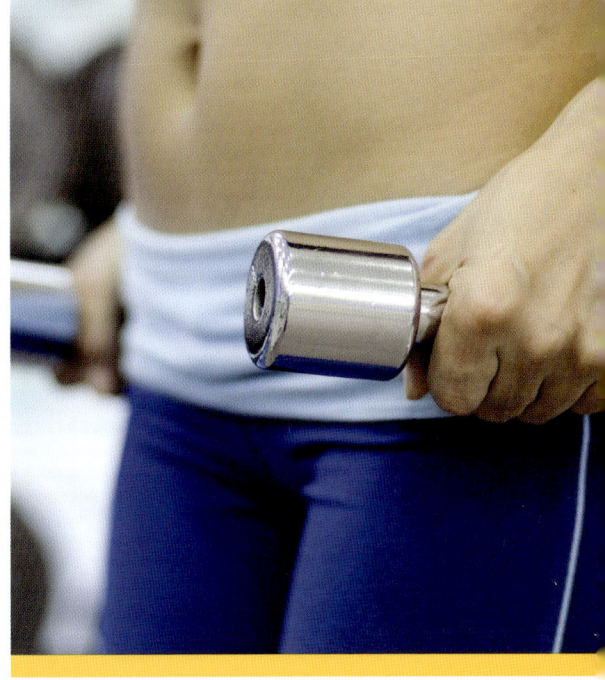

Wenn Sie im »aeroben Bereich« (griechisch: aer = Sauerstoff), d.h. mit ausreichender Sauerstoffaufnahme trainieren, statt beim Work-out außer Atem zu kommen, verbrennen die Muskeln Fett, denn der Sauerstoffüberschuss reichert den Körper mit Fett abbauenden Enzymen an. Je mehr Muskelmasse vorhanden ist, desto mehr Kalorien werden dabei verbrannt. Bleibt dabei die Pulsfrequenz relativ niedrig (beim Training von niedriger bis mittlerer Intensität), muss der Körper gar nicht erst auf »anaerobe Verbrennung« umstellen, die zu guter Letzt nur Muskelkater zur Folge hätte, weil dabei der Milchsäuregehalt in den Zellen ansteigt.

Sie können beim aeroben Training sogar generell mehr essen, ohne gleich zuzunehmen. Es sind also nicht die sportlichen Exzesse, die uns guttun, sondern eher das kontinuierliche, ausgeglichene Training, das uns den Erfolg bringt!

Zur Ankurbelung der Fettverbrennung, dem sogenannten »Fatburning«, ist es am besten, möglichst häufig im niedrigen bis mittleren Intensitätsbereich zu trainieren.

Als »magische Grenze« gelten dreimal pro Woche ca. 40 Minuten, aber jeder Schritt zählt: Bei moderatem Trainingstempo mit »Fatburner-Puls« (d.h. bei relativ niedriger Pulsfrequenz) rücken Sie den Fettpölsterchen auch schon früher zu Leibe. Auf das richtige Maß kommt es an: Eine zu niedrige Trainingsbelastung bleibt wirkungslos, eine zu starke verbrennt kein Fett!

HERZ UND KREISLAUF

Sie können die eigene Herzfrequenz gut selbst ermitteln, indem Sie Ihre Finger 15 Sekunden lang auf das Handgelenk oder die Halsschlagader legen und die Pulsschläge zählen. Multiplizieren Sie den Wert mit 4, erhalten Sie die Herzschlaganzahl pro Minute. Hilfreich sind auch Herzfrequenzmessgeräte, die wie eine Armbanduhr getragen werden und von der Sie die Pulsfrequenz einfach ablesen können.

Als Richtwerte für optimales Training gelten folgende Werte:

- Die Formel für die maximale Herzfrequenz (MHF) beträgt:
  220 minus Alter.

- Der optimale Fettverbrennungspuls:
  60 bis 70 % der MHF

- Verbesserung der Herz-Kreislauf-Fitness:
  70 % bis 85 % der MHF

- Herzfrequenz im Erholungszustand (nach dem Training):

Alter	mittelmäßig bis gut	sehr gut
20–30	110–88	86
30–40	112–88	86
40–50	114–90	88
50 plus	116–92	90

Bei schlechteren Werten empfiehlt es sich, beim Arzt ein Belastungs-EKG durchführen zu lassen, bevor Sie mit dem Training beginnen.
Achten Sie stets darauf, nicht außer Atem zu geraten, und beachten Sie die Signale Ihres Körpers! Weniger kann mehr sein – weniger Stress bedeutet mehr Erfolg und ist ein Garant dafür, dass Sie am Ball bleiben!

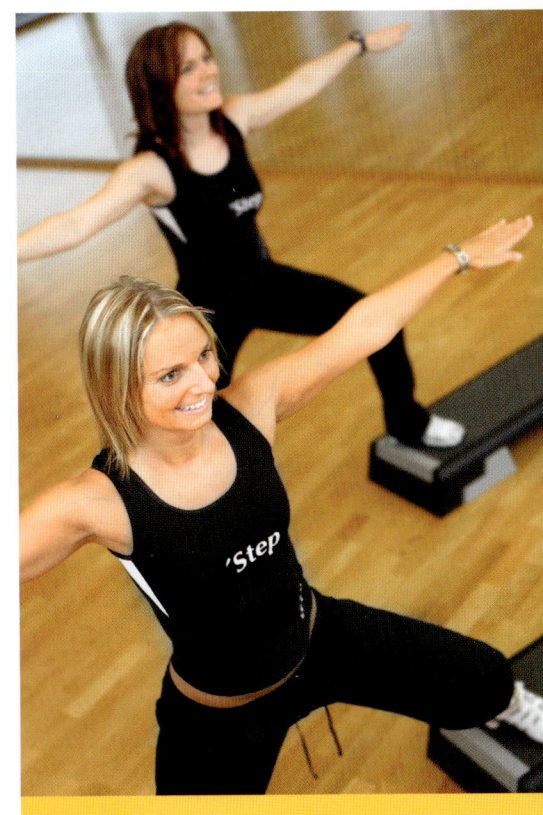

TIPP: Wenn Sie nicht nur langsam und bedächtig trainieren wollen, aber die Grundsätze des aeroben Trainings beachten möchten, powern Sie ruhig zwischendurch mal einfach eine Minute lang richtig los – zwar wird dann kein Fett verbrannt, sondern von den Kohlenhydraten gezehrt, aber der Energieumsatz ist viel höher, und der »Nachbrenneffekt« sorgt für einen erhöhten Fettverbrauch.

Das funktioniert so: Wenn Sie kurzfristig bei 80 bis 90 % der maximalen Herzfrequenz trainieren, wie es z. B. beim Intervalltraining der Fall ist (Wechsel zwischen Training mit längeren Niedrigpulsfrequenzen und Training mit kurzen, hohen Pulsphasen), sind die Glykogen- bzw. Zuckervorräte im Körper ausgeschöpft; er muss auf Hochtouren arbeiten, um sie wieder aufzufüllen. Auch die entstandene Milchsäure muss abgebaut werden. Diese Prozesse können bis zu 10 Stunden nach dem Training andauern, und Sie benötigen Energie, d. h. Fett. Das können Sie dann auch verbrennen, während Sie relaxen!

Konkret bedeutet dies, dass Sie die BBP-Übungen mal »mit Vollgas« und so schnell wie möglich ausführen – aber eben nur für ganz kurze Zeitphasen! Danach können Sie wieder auf moderates Trainingstempo umschalten.

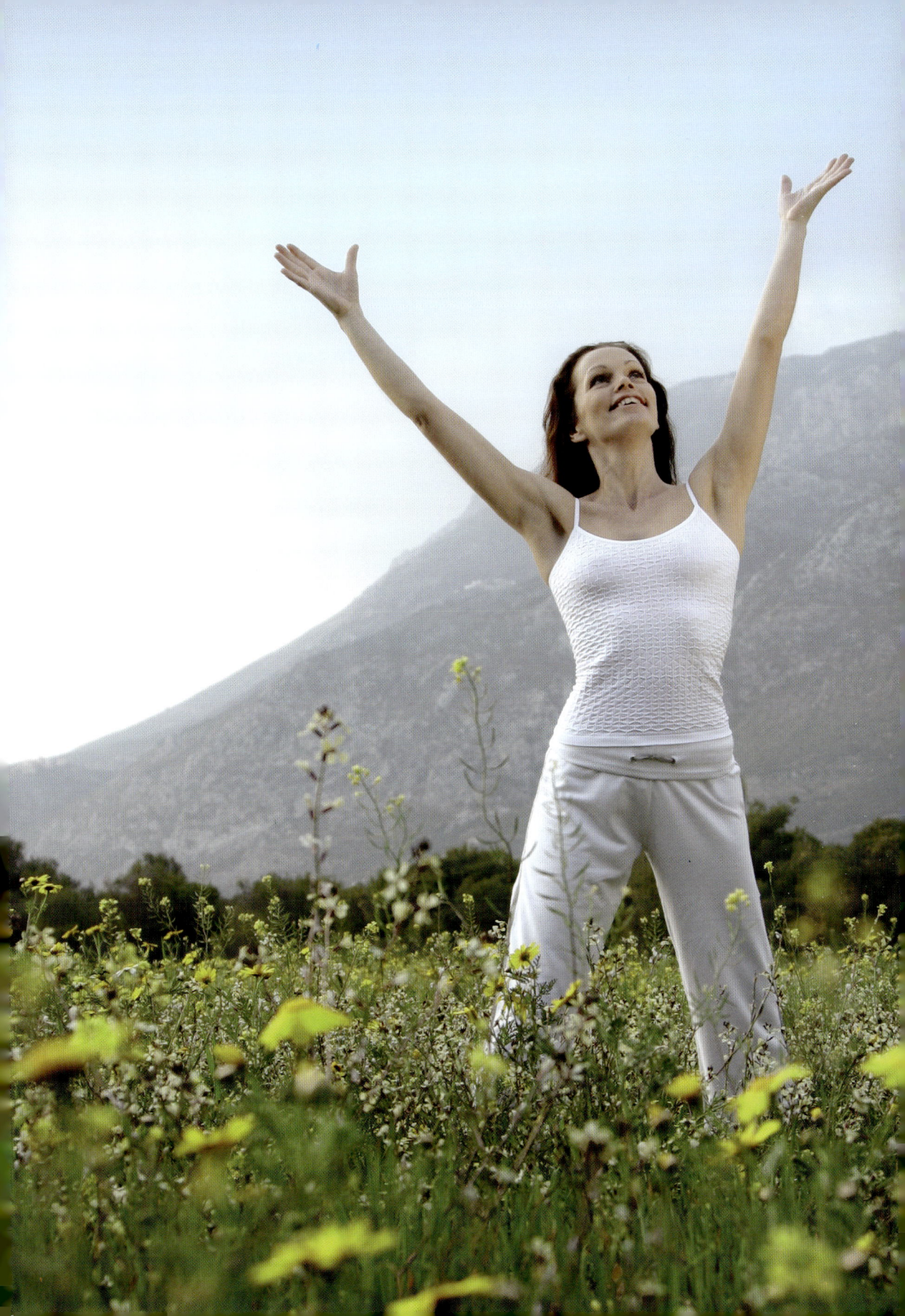

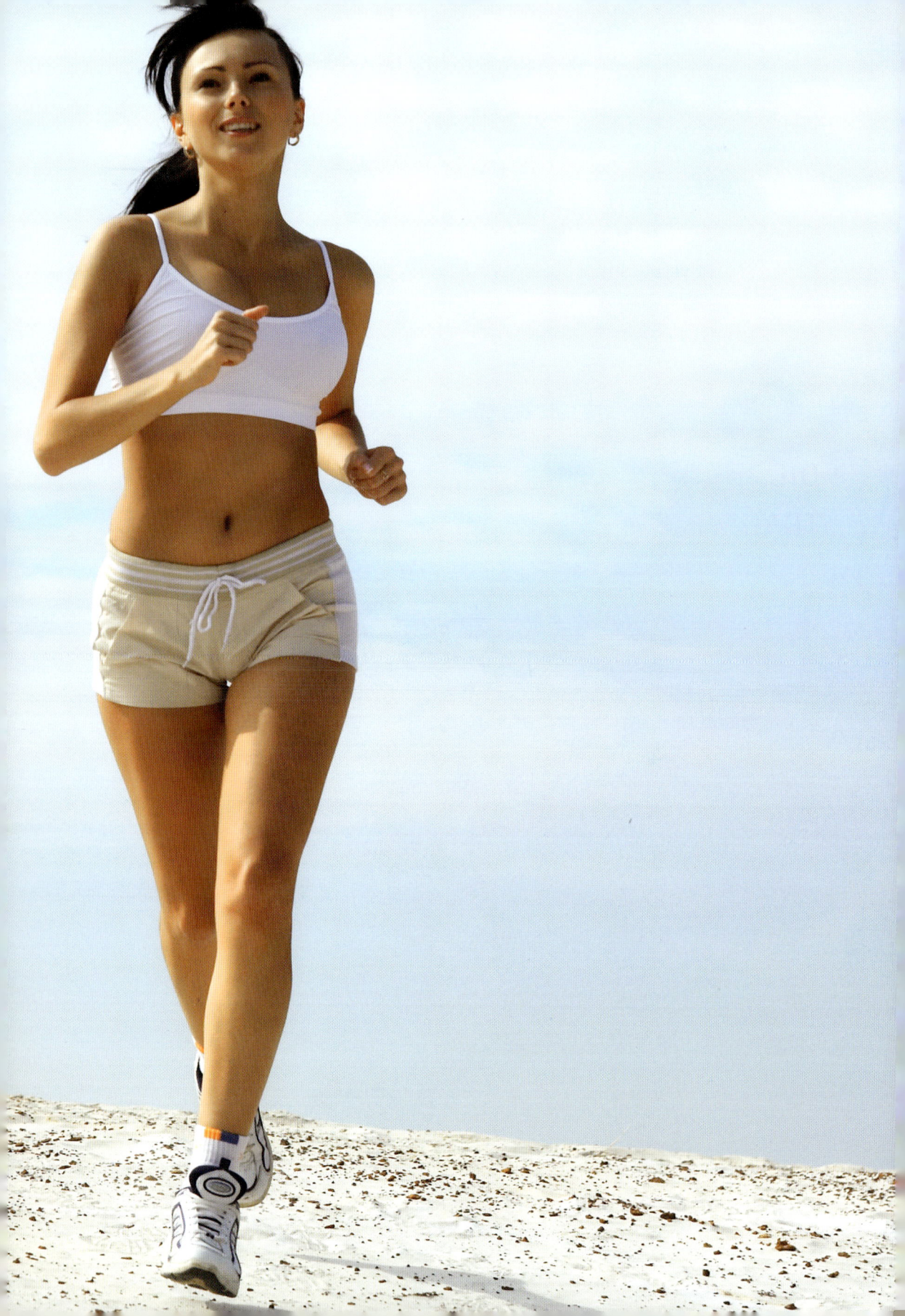

II.

DER BBP-FITNESS-CHECK

DIE INDIVIDUELLE TRAININGSINTENSITÄT

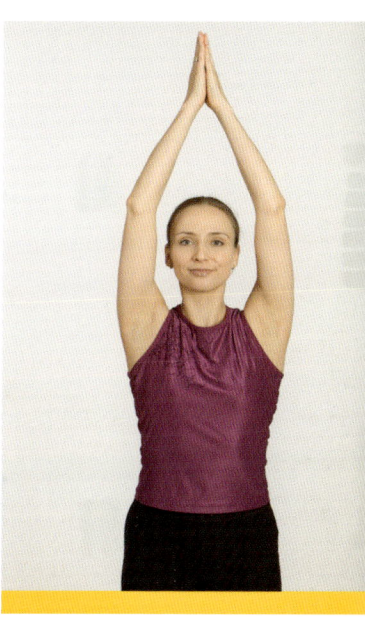

Haben Sie wieder einmal ein Kleid anprobiert und dabei den Bauch erfolglos eingezogen? Nichts sitzt und passt mehr richtig? Oder sind Sie gerade atemlos die Treppen hochgehechtet, vielleicht bei der Suche nach dem klingelnden Telefon aus der Puste gekommen? Sie ahnen, dass Ihre Fitness und Figur sich von der »guten Form« entfernt haben, und wollen am liebsten gleich mit dem BBP-Powerprogramm loslegen? Oder sind Sie eigentlich ganz gut trainiert, suchen aber neue Fitness-Highlights für Problemzonen?

33

Bevor Sie mit dem BBP-Training starten, sollten Sie anhand eines kurzen Tests einen »Body-Check« vornehmen, der Ihnen Auskunft darüber gibt, wie es um Ihre persönliche Fitness steht.

Zum körperlichen Wohlgefühl und zur Fitness gehören vor allem Kraft, Beweglichkeit, Koordination und Ausdauer. Vielleicht haben Sie recht starke Muckis, sind aber ansonsten eher unbeweglich? Welcher »Körpertyp« sind Sie, und welche Schlüsse können Sie für Ihr Training daraus ziehen?
Der Fitness-Check verschafft Klarheit, wie viel Training und welche Übungen gut und richtig für Sie sind. Außerdem finden Sie hier die daraus resultierenden konkreten Trainingsvorschläge für Ihren Typ wie Angaben zur Wiederholungszahl der Übungen, empfohlene Trainingsdauer u. v. m.

Das gesamte BBP-Powerprogramm ist ein ausgewogenes, in sich geschlossenes Konzept, von dem jede bzw. jeder profitieren kann. Auf ein kurzes »Warm-up«, Übungen zur Aufwärmung der Muskulatur, folgt ein BBP-Training für Einsteiger sowie eine Variante für Geübte, bei denen Techniken für Muskelaufbau und Gewebefestigung eingesetzt werden. Das Training wird mit einem »Cool-down« abgeschlossen, das entspannende Stretchingelemente zur Dehnung enthält, welche die Muskelarbeit aus dem BBP-Training harmonisch abrunden.

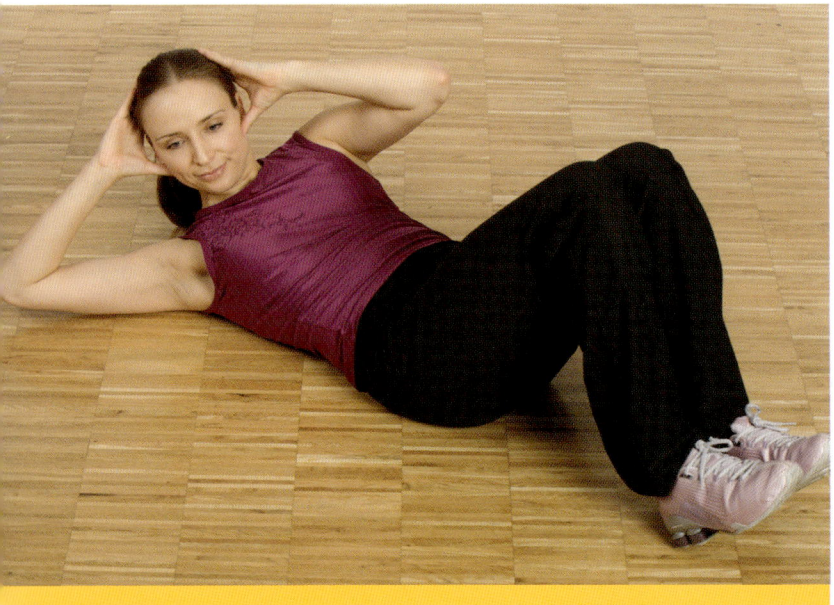

J eder Trainingsteil beinhaltet Übungselemente, die sowohl Kraft als auch Koordination und Beweglichkeit fördern. Wer die Übungen sehr zügig (etwa nach rhythmischer Musik) und mit großer Wiederholungszahl praktiziert, steigert zusätzlich seine Ausdauer.

Ein weiterer Vorteil des BBP-Powerprogramms ist, dass jeder Trainingsteil eine eigenständige, in sich geschlossene Trainingseinheit darstellt. Sie können, Ihrem persönlichen Fitness-Level entsprechend, nur einen einzigen Programmteil auswählen oder aber alle BBP-Übungen aller Programmteile zügig hintereinander trainieren, je nach Lust und Laune und persönlichem Vermögen. Es ist jedoch anfangs durchaus hilfreich, sich auf die eigenen »Schwachpunkte« hinsichtlich Kraft, Beweglichkeit, Ausdauer und Koordinationsfähigkeit zu konzentrieren und mit dem BBP-Training für Einsteiger zu beginnen bzw. die entsprechenden Trainingshinweise im Fitness-Test zu beachten. Im Übrigen profitieren auch Geübte von den effektiven Einsteiger-Übungen: Sie können diese z. B. mit höherer Wiederholungszahl durchführen, um den Trainingseffekt zu intensivieren.

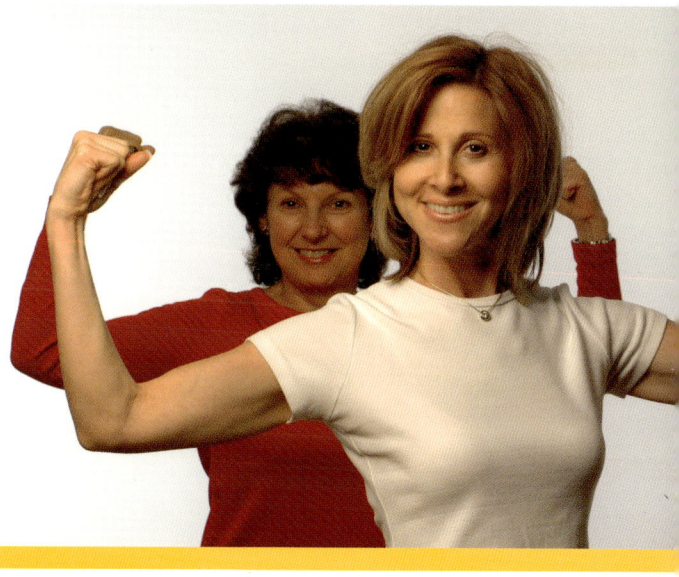

U m gute Trainingsergebnisse zu erzielen, empfiehlt es sich, das BBP-Training zwei- bis dreimal pro Woche durchzuführen und dabei jeweils mindestens 30 bis 40 Minuten zu investieren. Wer das nicht schafft, macht, was er tun kann und mag. Haben Sie über den empfohlenen Trainingsaufwand hinaus noch Zeit und Lust, gestalten Sie an den übrigen Tagen Ihr eigenes Work-out mit den BBP-Übungsmodulen – ganz nach Ihrem persönlichen Bedarf (mit Schwerpunkt auf Beinarbeit, für einen flachen Bauch etc.). Achten Sie dabei jedoch darauf, sich nicht zu überfordern!

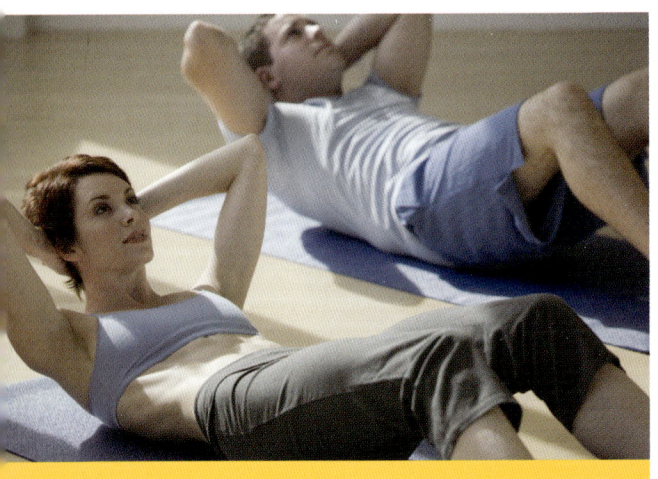

DER FITNESS-CHECK

Zur Einschätzung Ihres persönlichen Fitness-Levels werden im BBP-Fitness-Check folgende Kategorien analysiert:

- Genetischer Body-Typ
- Beweglichkeit
- Ausdauer
- Koordination
- Kraft

Es liegt auf der Hand, dass anfangs Trainingsschwerpunkte dort liegen sollten, wo »schwache« Werte in einer oder mehreren Kategorien erzielt werden. Sind Sie beispielsweise nicht sehr beweglich, sollte die Anzahl der Übungen erhöht werden, um den Körper mit den Bewegungen vertraut zu machen, eine exakte Übungsausführung zu erlernen und die eigene Flexibilität zu verbessern. Verfügen Sie über wenig Kraft, dann sollten die einzelnen Übungen möglichst langsam ausgeführt werden, um die Muskulatur zu kräftigen. Auf diese Weise können jeweils individuelle Schwächen ausgeglichen werden. Steht nur ein Trainingsaspekt im Zentrum Ihrer Aufmerksamkeit (z. B. ein flacher Bauch), sollten Sie die anderen Elemente des Programms trotzdem einbeziehen (ggf. in geringerer Übungsanzahl), um Ausgewogenheit zu gewährleisten.

Entnehmen Sie den Klassifikationen »gut«, »mittel« und »schwach«, wo Ihre Stärken und Schwächen liegen, und beachten Sie die daraus resultierenden Trainingshinweise. Damit haben Sie die Möglichkeit, sich erst einmal darauf zu konzentrieren, Ihren Schwachstellen gezielt zu Leibe zu rücken, bevor Sie das gesamte BBP-Trainingsprogramm absolvieren. Sollte Ihnen das zu kompliziert sein, können Sie auch einfach zunächst das Programm für Einsteiger und anschließend das Programm für Geübte absolvieren: Damit liegen Sie in jedem Fall richtig!

Abgesehen vom Warm-up und Cool-down, welche zu jedem guten und ausgewogenen Training gehören, sollten Sie Ihre persönliche Zusammenstellung des Trainings so lange beibehalten, bis Sie das Gefühl haben, dass Ihre »Lücken« geschlossen sind und Sie sich zutrauen, das gesamte BBP-Programm zu bewältigen. Sie können zunächst dazu übergehen, das BBP-Einsteigerprogramm komplett zu absolvieren, und dieses schließlich mit hoher Wiederholungszahl der Übungen trainieren. Sobald Sie das Einsteiger-Training beherrschen, können Sie zum BBP-Aufbautraining für Geübte übergehen.

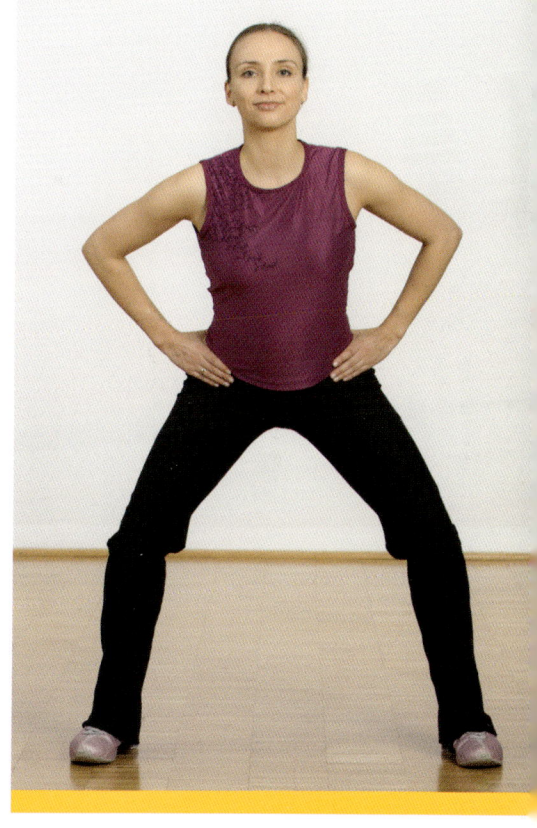

Es ist durchaus begrüßenswert, das BBP-Trainingsprogramm durch andere Sportvarianten wie etwa Power Walking (schnelles Gehen) oder Nordic Walking (schnelles Gehen mit Stöcken), Schwimmen, Fahrradfahren usw. zu ergänzen. Dadurch können Sie Ihre Ausdauer optimieren, ein Aspekt, der beim BBP-Training weniger ins Gewicht fällt. Doch ein gutes Resultat bei den »Problemzonen« wird nur durch ein kontinuierlich praktiziertes, individuell abgestimmtes BBP-Trainingsprogramm erreicht, weil es den »Problemzonen« gezielt zu Leibe rückt!

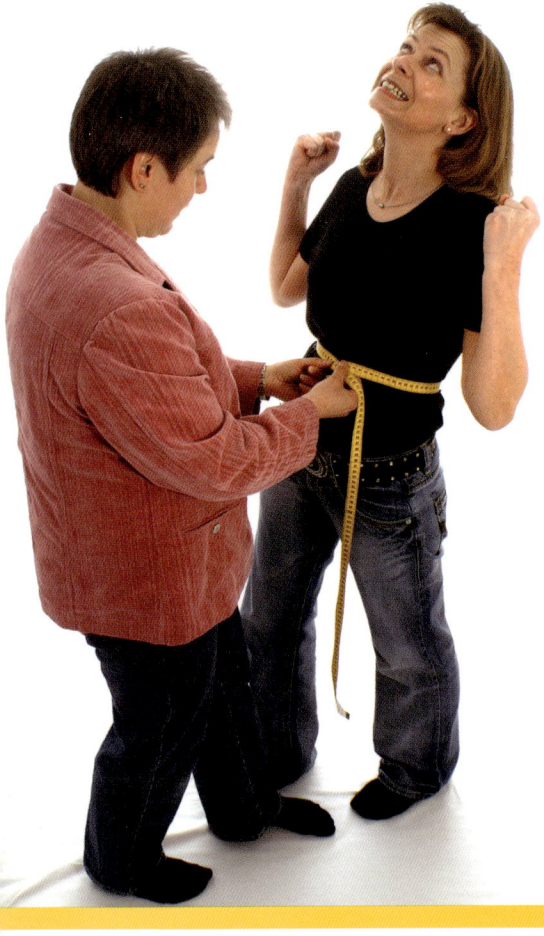

Leptosom – zart und grazil

Sind Sie mädchenhaft und zart, feingliedrig, eher groß mit schlanken Beinen? Sie nehmen schwer zu, verfügen über sehr bewegliche Gelenke, aber haben kaum Muskelmasse vorzuweisen? Dann bringen Sie die besten Voraussetzungen für Ausdauersport und ein Muskelaufbautraining mit. Achten Sie beim Stretching darauf, alle Bewegungen kontrolliert auszuführen, sonst könnten Bänder und Gelenke überstrapaziert werden. Das BBP-Training stärkt Ihr Kraftpotenzial.

Athletisch – kräftig und kompakt

Wenn Sie ein athletischer Typ sind, kennzeichnet Sie ein ausgewogener Körperbau mit gut entwickelter Muskulatur. Ihr Bindegewebe ist straff und neigt wenig zu Fettpölsterchen, in dieser Hinsicht haben Sie kaum Probleme. Stattdessen neigen Sie zu einem Mangel an Beweglichkeit, entspannendes Stretching kann hier für Ausgleich sorgen. Intensives BBP-Training mindert Ihre leicht überschießende Energie und baut sogar Stress ab. Beim BBP-Training wachsen Ihre Muskeln recht schnell.

Pyknisch – kurvig und feminin

Sie sind mit Weiblichkeit gesegnet, haben einen runden, üppigen Busen und Po. Fettpölsterchen lagern sich besonders schnell an Bauch und Beinen an. Das gesamte BBP-Training eignet sich ausgezeichnet für Ihre Problemzonen, aber ergänzen Sie es bisweilen mit Outdoor-Sport wie Power Walking oder Nordic Walking. Beide sorgen für optimale Fettverbrennung und weiteren Muskelaufbau. Ihr besonderer Pflegeschwerpunkt liegt auf der Behandlung von Cellulite.

KLEINER FITNESS-TEST

Wärmen Sie sich vor dem Test kurz auf: 4 Minuten locker auf der Stelle gehen, laufen oder tänzeln, dabei die Schultern kreisen lassen und die Arme abwechselnd zu den Seiten und nach hinten strecken.

BEWEGLICHKEIT

1. Übung

Setzen Sie sich mit ausgestreckten Beinen auf den Boden, die Füße angezogen. Beugen Sie den Oberkörper nach vorne und strecken Sie die Hände in Richtung Zehenspitzen aus. Halten Sie einige Sekunden lang die Spannung. Schätzen Sie nun den Abstand von den Fingerspitzen zu den Fußspitzen.

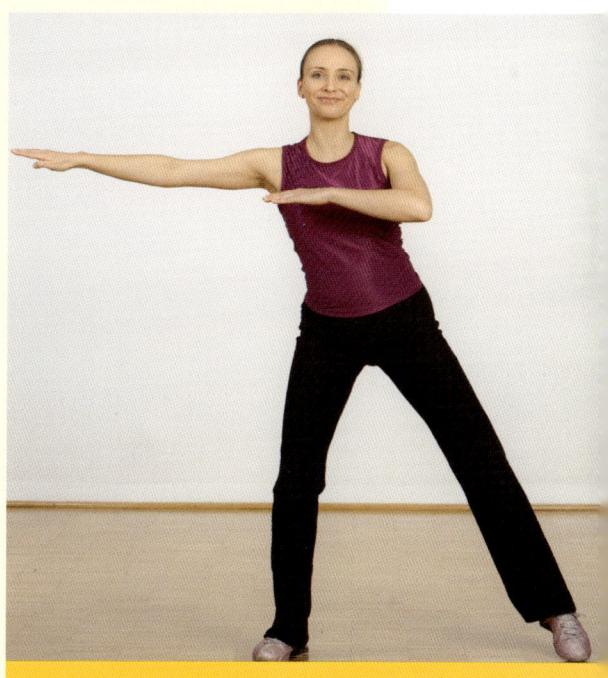

- gut: Fingerspitzen überragen die Zehen
- mittel: Fingerspitzen erreichen die Zehen
- schwach: Fingerspitzen erreichen die Knöchel

2. Übung

Legen Sie sich auf den Rücken und strecken Sie ein Bein möglichst gerade nach oben. Das Becken bleibt dabei am Boden, das andere Bein wird ausgestreckt. Wie groß ungefähr ist der Winkel zwischen dem hochgestreckten und dem am Boden liegenden Bein?

- gut: mehr als 90 Grad (rechter Winkel)
- mittel: ca. 80 bis 90 Grad
- schwach: 70 Grad und weniger

BBP-Trainingshinweis:

- gut:
  Sie sind in der Lage, sämtliche Übungen aus dem BBP-Trainingsprogramm nach persönlichem Belieben problemlos miteinander
  zu kombinieren, ohne sich zu überfordern. Achten Sie dennoch
  auf Ihre Kraftreserven und Ihre Ausdauer. Kommen Sie nicht aus
  der Puste!

- mittel:
  Sie können das BBP-Training für Einsteiger in zügiger Weise absolvieren, sollten jedoch anfangs die angegebene durchschnittliche
  Wiederholungszahl der Übungen nicht überschreiten. Erhöhen Sie
  die Wiederholungszahl dann langsam und stetig. Gehen Sie anschließend zum Programm für Geübte über, sofern Ihre Muskulatur
  stark genug ist.

- schwach:
  Starten Sie mit dem BBP-Training für Einsteiger. Lassen Sie sich Zeit,
  um die Übungen ganz korrekt auszuführen. Wiederholen Sie das
  Einsteigerprogramm so lange, bis Sie die Übungspositionen mühelos
  einnehmen können und die Ausführung der Übungen wirklich »sitzt«.
  Dann können Sie zum BBP-Aufbautraining für Geübte übergehen,
  wenn Ihre Kraft und Ausdauer es zulassen.

1. Übung

Sie brauchen eine Treppenstufe oder eine ca. 20 cm hohe, fest stehende Kiste. Steigen Sie mit jedem Bein abwechselnd 4 Minuten lang auf und ab. Der Oberkörper bleibt dabei aufgerichtet. Nach einer Pause von 30 Sekunden messen Sie den Erholungspuls (siehe S. 25 im Kapitel »Herz und Kreislauf«).

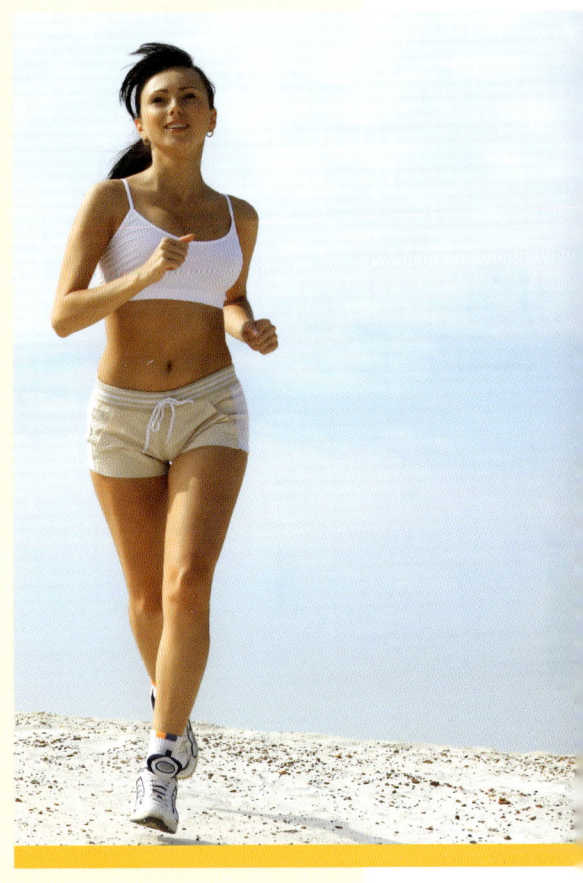

- gut:
  unter 30 Jahre: 75 bis 84
  30 bis 40 Jahre: 78 bis 85
  über 40 Jahre: 82 bis 86

- mittel:
  unter 30 Jahre: 90 bis 92
  30 bis 40 Jahre: 92 bis 94
  über 40 Jahre: 92 bis 96

- schwach:
  unter 30 Jahre: 105 bis 130
  30 bis 40 Jahre: 110 bis 130
  über 40 Jahre: 112 bis 135

2. Übung

Der klassische »Cooper-Test«: Laufen Sie 12 Minuten lang, egal, ob Sie dabei kleine Pausen einlegen oder nicht. Anschließend wird die gelaufene Strecke gemessen.
Zum Messen können Sie die Strecke z. B. noch einmal mit einem Kilometerzähler am Fahrrad abfahren. Wie viele Kilometer haben Sie geschafft?

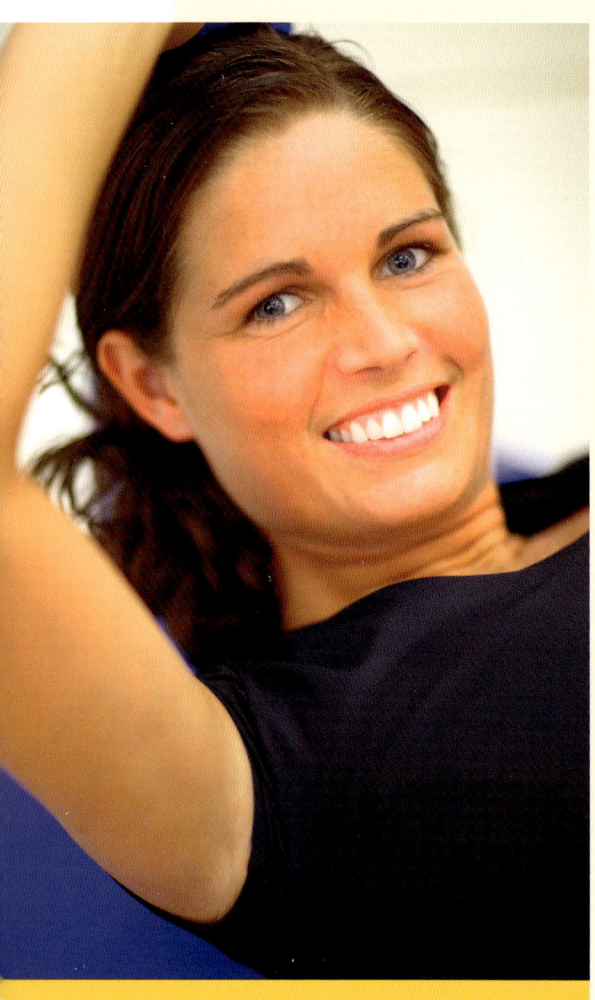

- gut:
  unter 30 Jahre: über 1,95
  30 bis 40 Jahre: über 1,90
  über 40 Jahre: über 1,80

- mittel:
  unter 30 Jahre: 1,80 bis 1,90
  30 bis 40 Jahre: 1,85 bis 1,75
  über 40 Jahre: 1,70 bis 1,65

- schwach:
  unter 30 Jahre: unter 1,75
  30 bis 40 Jahre: unter 1,70
  über 40 Jahre: unter 1,65

BBP-Trainingshinweis:

- gut:
  Sie können nach dem Einüben der korrekten Ausführung der Übungen gleich mit der maximalen Wiederholungszahl der Übungen starten und ein relativ hohes Tempo vorlegen, sofern Ihre Kraft das zulässt.

Trainieren Sie möglichst lange, d.h. ca. 30 bis 40 Minuten. Achten Sie beim Training darauf, tief durchzuatmen und die Luft nicht anzuhalten. Bleiben Sie im aeroben Bereich!

- mittel:
Nach dem Erlernen der richtigen Übungsausführung können Sie locker ca. 20 bis 30 Minuten lang bei durchschnittlicher Wiederholungszahl der Übungen trainieren. Lassen Sie Ihren Atem fließen und kommen Sie nicht aus der Puste!

- schwach:
Starten Sie langsam mit Ihren individuellen Übungen bzw. mit dem Einsteigerprogramm bei geringer Wiederholungszahl. Achten Sie während des Trainings darauf, nicht die Luft anzuhalten. Wiederholen Sie die Übungen des Einsteigerprogramms möglichst langsam und so oft, bis Sie den Übungsablauf mühelos ausführen können, ohne sich zu verausgaben.

KOORDINATION

Stellen Sie sich auf ein Bein, wenden Sie den Kopf abwechselnd 3 Sekunden lang weit nach rechts, dann nach links und wieder zurück. (Bitten Sie ggf. jemanden, die Zeit zu nehmen.) Wie lange können Sie auf einem Bein stehen? Das Standbein wechseln und die Übung wiederholen.

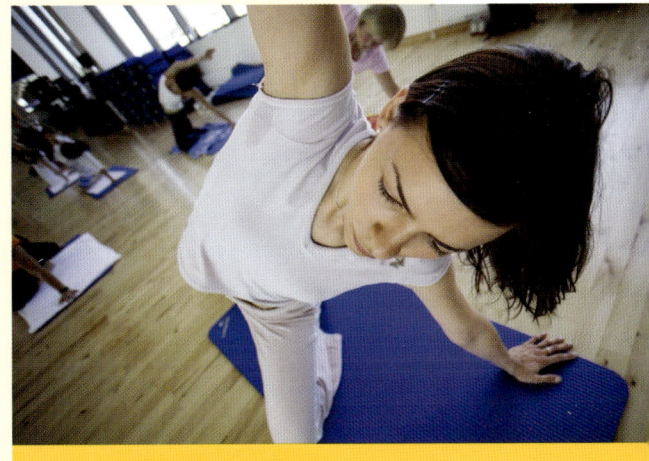

- gut:
unter 30 Jahre: 16 Sekunden
30 bis 40 Jahre: 13 Sekunden
über 40 Jahre: 11 Sekunden

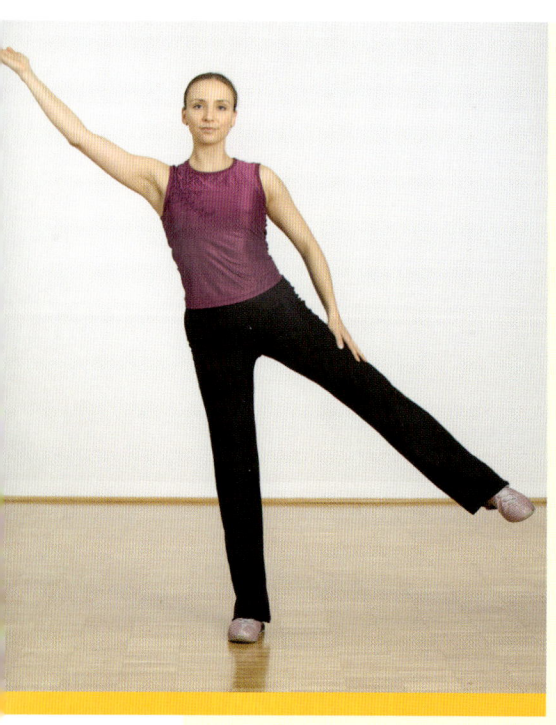

- mittel:
  unter 30 Jahre: 8 bis 15 Sekunden
  30 bis 40 Jahre: 6 bis 12 Sekunden
  über 40 Jahre: 5 bis 10 Sekunden

- schwach:
  unter 30 Jahre: 1 bis 7 Sekunden
  30 bis 40 Jahre: 1 bis 5 Sekunden
  über 40 Jahre: 1 bis 3 Sekunden

BBP-Trainingshinweis:

- gut:
  Führen Sie die schwierigeren Übungen bewusst langsam und mehrmals hintereinander aus, um Ihre Muskulatur zu kräftigen. Durch Ihre Koordinationsfähigkeit fällt Ihnen die eigentliche Ausführung auch der schwierigen Übungen eher leicht, sodass Sie sich ganz auf die Kräftigung der Muskulatur konzentrieren können.

- mittel:
  Nach dem Erlernen der richtigen Übungsausführung können Sie die schwierigeren Übungen unter Berücksichtigung Ihrer Kraft und Ausdauer zügig hintereinander trainieren. Sollten dabei Koordinationsfehler auftreten, wiederholen Sie die Übungen noch einmal.

- schwach:
  Starten Sie ganz langsam mit dem Training für Einsteiger, absolvieren Sie die Übungen bei hoher Wiederholungszahl und so lange, bis Sie die Übungsabläufe mühelos ausführen können. Achten Sie auf Ihr Körpergefühl und gehen Sie erst zum Training für Geübte über, wenn Sie sicher sind, dass Ihnen die Übungsabläufe nicht allzu schwerfallen. Trainieren Sie die Körperseite, die weniger koordinationsfähig ist, intensiver, d. h. mit einer höheren Wiederholungszahl der Übungen. Im Anschluss sollten sämtliche Übungen dann gleichmäßig links und rechts ausgeführt werden.

1. Übung

Mit Liegestützen können Sie Bauch-, Rücken-, Bein- und Armmuskulatur überprüfen. Legen Sie sich auf den Bauch und setzen Sie die Hände schulterbreit auf. Dann drücken Sie die Arme durch und stemmen den Körper hoch, Rumpf und Beine bleiben dabei gestreckt. Beugen Sie die Arme, bis Nase oder Kinn den Boden fast berühren.
Wie viele Liegestütze schaffen Sie in 40 Sekunden?

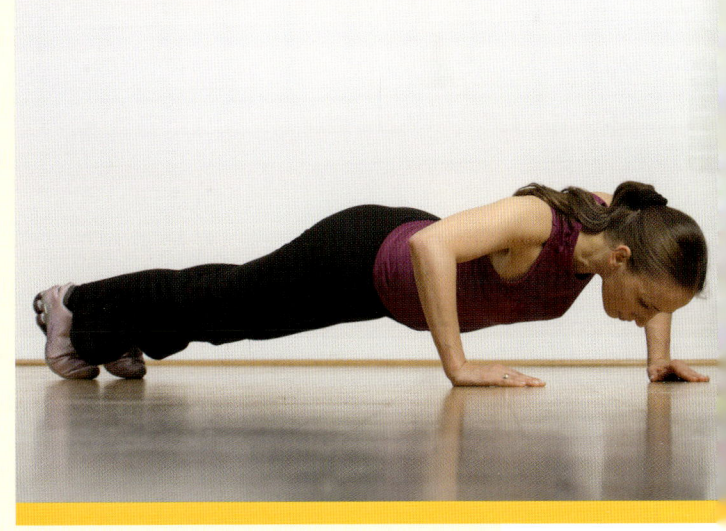

- gut:
  unter 30 Jahre:
  mehr als 21
  30 bis 40 Jahre:
  mehr als 19
  über 40 Jahre:
  mehr als 17

- mittel:
  unter 30 Jahre: 18 bis 20
  30 bis 40 Jahre: 17 bis 18
  über 40 Jahre: 15 bis 16

- schwach:
  unter 30 Jahre:
  weniger als 17
  30 bis 40 Jahre:
  weniger als 16
  über 40 Jahre: weniger als 14

2. Übung

Rumpfbeugen oder »Sit-ups«: Auf den Rücken legen, Knie anwinkeln, die Füße auf dem Boden aufstellen. Dann die Hände im Nacken verschränken und den Oberkörper anheben. Zurück in die Ausgangsstellung. Achtung: Die Kraft kommt aus der Bauchmuskulatur, achten Sie darauf, dass die Rückenmuskeln nicht verspannen! Wie viele Sit-ups schaffen Sie?

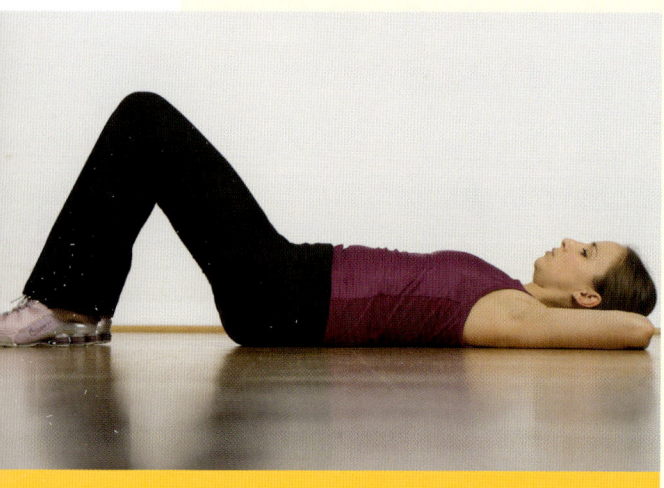

▪ gut:
  unter 30 Jahre: mehr als 17
  30 bis 40 Jahre: mehr als 15
  über 40 Jahre: mehr als 14

▪ mittel:
  unter 30 Jahre: 15 bis 16
  30 bis 40 Jahre: 13 bis 14
  über 40 Jahre: 12 bis 13

▪ schwach:
  unter 30 Jahre:
  weniger als 15
  30 bis 40 Jahre:
  weniger als 12
  über 40 Jahre:
  weniger als 11

BBP-Trainingshinweis:

▪ gut:
  Führen Sie alle anstrengenden Übungen langsam, aber mit möglichst hoher Wiederholungszahl und mehrfach hintereinander aus. Sie können bei guter Beweglichkeit und Koordinationsfähigkeit gleich nach dem Training für Einsteiger zum Training für Geübte übergehen. Starten Sie mit dem Gesamtprogramm mit mindestens 3 Wiederholungen pro Übung.

- mittel:
  Starten Sie in Ruhe mit dem Training für Einsteiger und überfordern
  Sie sich dabei nicht, sondern lassen Sie sich Zeit, alle Bewegungen
  korrekt auszuführen. Im Anschluss sollten Sie direkt zum Training für
  Geübte fortschreiten und dabei alle Übungen langsam ausführen,
  um Ihre Muskelkraft weiterhin zu verbessern.

- schwach:
  Starten Sie ganz langsam und in Ruhe mit dem Training für Einsteiger
  bzw. mit den Übungen Ihrer Wahl. Führen Sie die Übungen zunächst
  jeweils nur einmal aus und machen Sie nach jeder Übung eine kurze
  Atempause, in der Sie alle Muskeln entspannen sollten. Nachdem Sie
  das Einsteigerprogramm ausreichend lange geübt haben, können Sie
  zum Training für Geübte übergehen. In der Ruhe liegt die Kraft –
  hetzen Sie nicht durchs Programm, üben Sie langsam und bleiben
  Sie locker!

AUSWERTUNG

Nach dem Fitness-Test können Sie sich selbst und Ihre Stärken und
Schwächen etwas besser einschätzen. Zählen Sie, wie oft Sie »gut«
bzw. »mittel« oder »schwach« erreicht haben, und orientieren Sie sich
beim Üben nicht an den angegebenen Wiederholungszahlen, sondern
zunächst an den hier aufgeführten entsprechenden Trainingshinweisen,
um sich nicht zu überfordern. Akzeptieren Sie Ihre Schwachpunkte und
setzen Sie im Einklang mit den Bedürfnissen Ihres Körpers die Trainingsdauer und die Wiederholungszahlen der Übungen fest. Weitere Vor-
schläge dazu finden Sie jeweils im Programmteil für Einsteiger und für
Geübte.

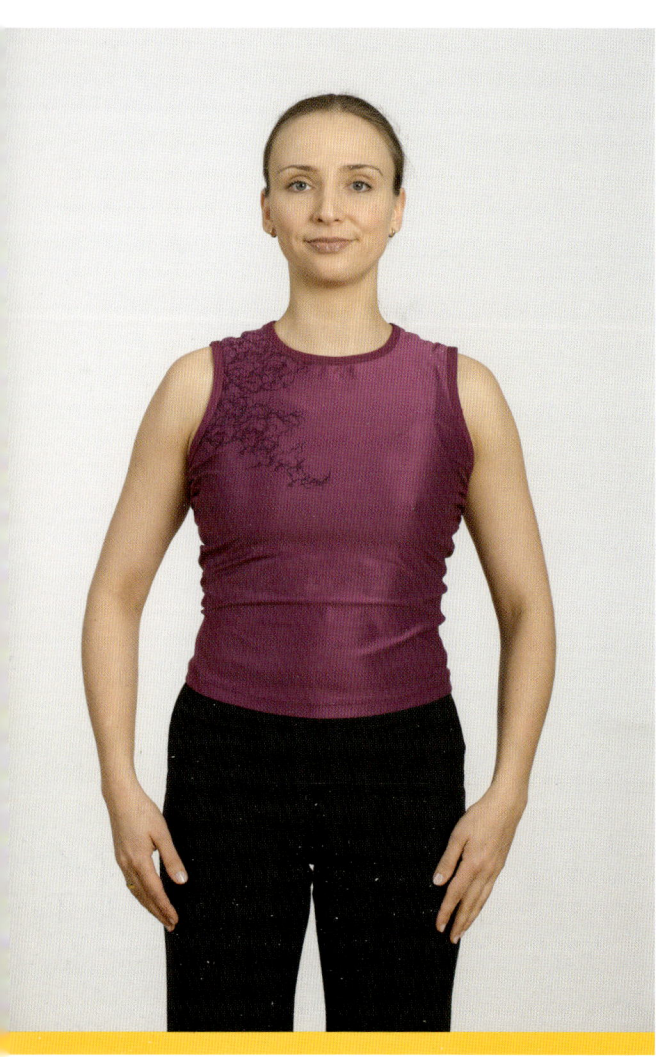

Haben Sie erst einmal mit dem Training begonnen, fühlen Sie sich schnell fit, und schon nach wenigen Wochen stellen sich sichtbare Erfolge ein! Wiederholen Sie den Test, nachdem Sie das Programm sechs Wochen durchgeführt haben und ein weiteres Mal nach zwölf Wochen: Sie werden nun sicherlich ganz andere Resultate erreichen!

VOR DEM START

ANGENEHME TRAININGSBEDINGUNGEN SCHAFFEN

Wenn die Rahmenbedingungen beim Training stimmen, bringt das Work-out mehr Erfolg und mehr Spaß. Treffen Sie ein paar Vorbereitungen, dann sind Ihre Trainingsbedingungen optimal.

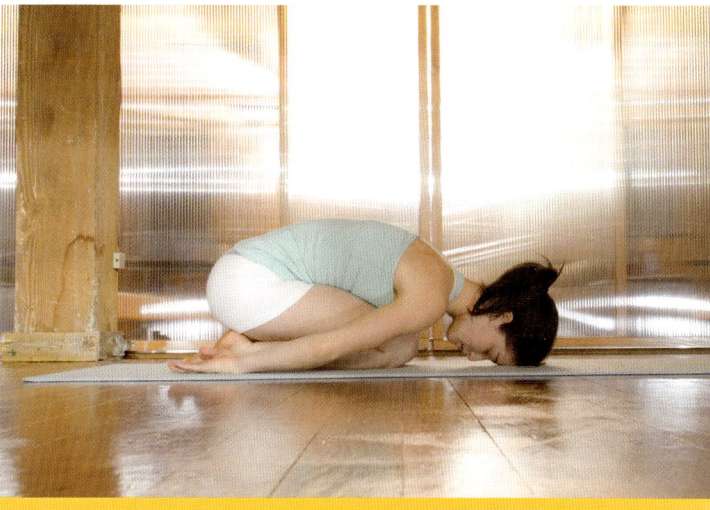

- Haben Sie Lust auf ein neues Sport-Outfit? Kleiden Sie sich auf jeden Fall locker und bequem: Ein T-Shirt und eine bequeme Hose aus einem Gemisch aus Baumwolle und Mikrofasern sind bestens geeignet, sich während des Trainings wohlzufühlen.

- Richtige Sportschuhe sind besonders wichtig. Sie sollten gut sitzen, einen stabilen Stand ermöglichen und atmungsaktiv sein. Gute Schuhe haben eine Verstärkung im Vorderfuß- und Fersenbereich und dämpfen so den Aufprall. Durch gute Seitenstabilität wird ein Umknicken verhindert, und eine Einkerbung im Bereich der Achillessehne mindert zusätzlich die Verletzungsgefahr. Trennen Sie sich gegebenenfalls von Ihren ausgelatschten Turnschuhen und lassen Sie sich beim Neukauf im Sportfachgeschäft beraten.

- Ebenfalls im Sportfachgeschäft erhältlich sind die Hanteln für die Busengymnastik. Wählen Sie anfangs 0,5-Kilo-Hanteln, später können Sie auf maximal 1 kg pro Seite erhöhen. Das schont die Handgelenke und überfordert Ihre Muskeln nicht, denn schließlich wollen Sie sich nicht quälen, sondern schonend, aber effektiv trainieren.

- Toll ist es, einen festen Platz fürs Training zu haben – es motiviert, am Ball zu bleiben, wenn man sich diesen Platz nicht jedes Mal neu herrichten muss. Eine angenehme Raumtemperatur und frische Luft sind weitere Voraussetzungen für ein positives Work-out.

- Eine Übungsmatte ist empfehlenswert, alternativ dazu tut's aber auch Teppichboden oder eine andere rutschfeste Unterlage, damit Sie sanft und sicher trainieren und bei den Übungen nicht wegrutschen.

- Stellen Sie sich vor dem Training ein durstlöschendes Getränk bereit, am besten Mineralwasser ohne Kohlensäure.

- Weil Sie bestimmt ins Schwitzen kommen, legen Sie schon vor dem Training ein Handtuch in greifbare Nähe.

- Schalten Sie Ihr Handy aus und ignorieren Sie lästiges Telefongeklingel – dann können Sie sich ganz entspannt aufs Training konzentrieren. Haben Sie einen Anrufbeantworter, kann der den Telefonservice übernehmen. So lassen Sie sich nicht ablenken und bleiben bei der Sache.

- Bringen Sie sich mit Musik in Stimmung – alles geht mit dem richtigen Groove viel leichter! Anfangs ist es wichtig, nicht zu viel Tempo zu machen und dem Beat hinterherzuhetzen, sondern auf die korrekte Ausführung der Übungen zu achten. Beim Stretching wählen Sie eine ruhige Entspannungsmusik, die Ihnen gut gefällt und bei der Sie richtig abschalten können.

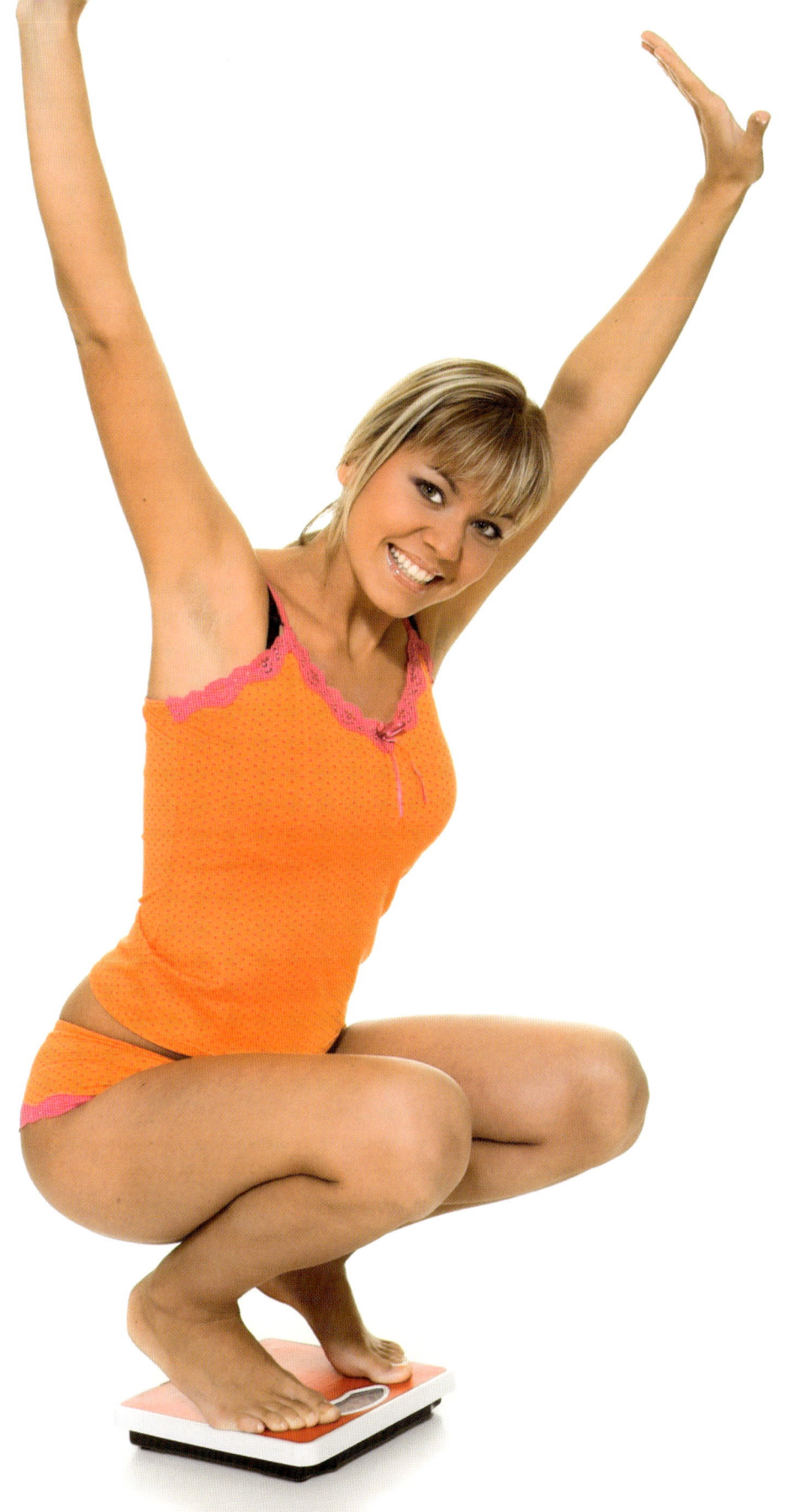

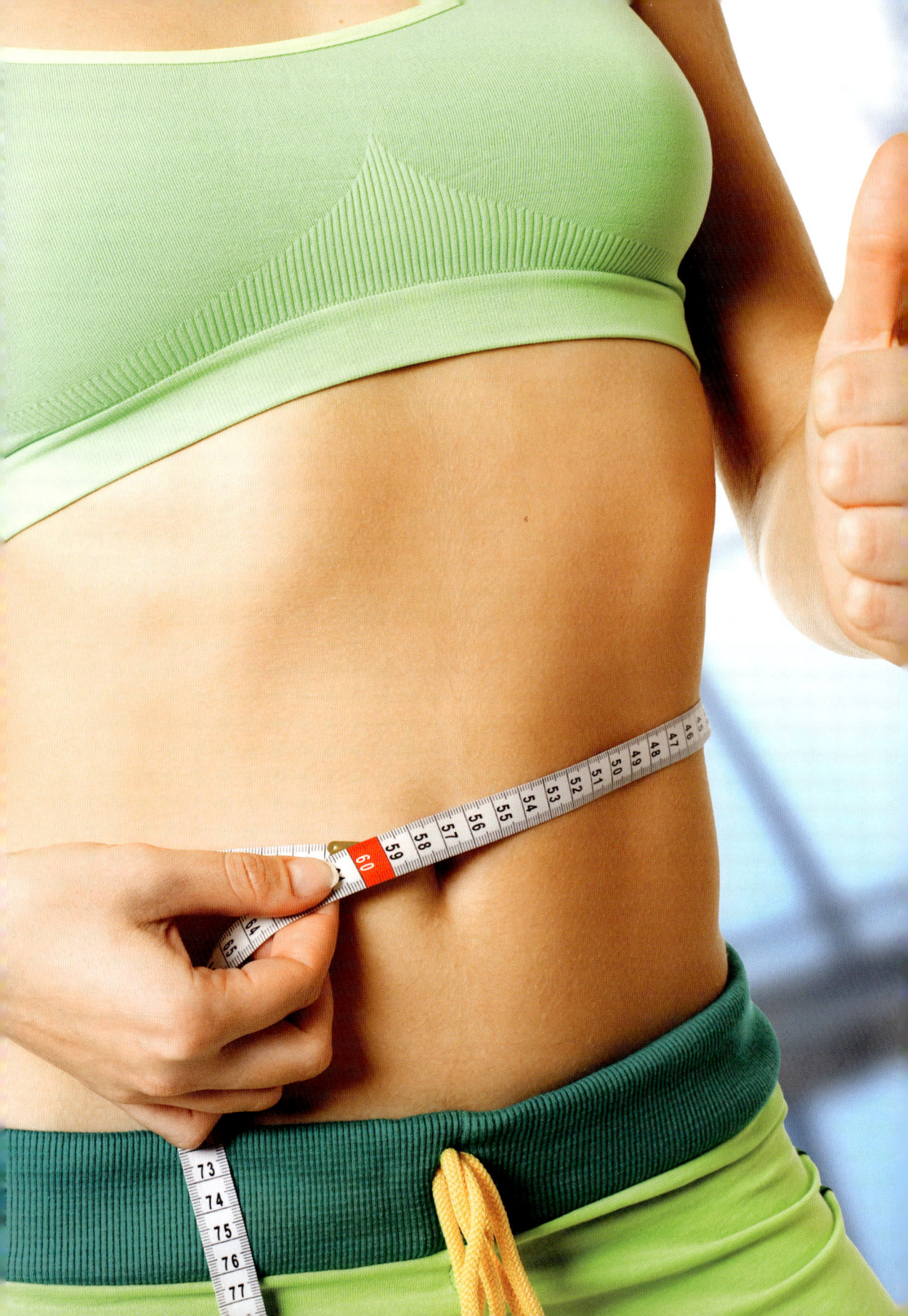

III.

DAS BBP-WORK-OUT

Das BBP-Übungsprogramm beginnt mit einem sanften Warm-up. Die zwei Trainingsschwerpunkte im Hauptteil sind das Basistraining für Einsteiger und das Aufbautraining für Geübte. Das abschließende Cool-down wird von entspannenden Stretchingelementen bestimmt.

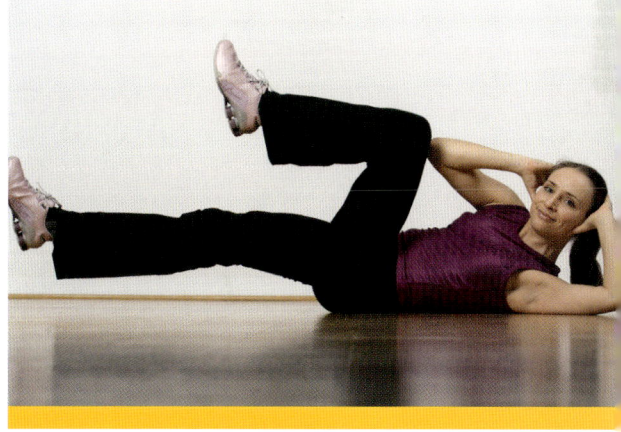

Behalten Sie stets die Reihenfolge 1. Warm-up, 2. Work-out, 3. Cool-down bei, auch wenn Sie Ihre Übungen individuell zusammenstellen.

53

BBP-TRAININGSREGELN

- Beginnen Sie langsam und überlasten Sie sich nicht!

- Gehen Sie Schritt für Schritt mit den Übungen im Programm weiter, bis Sie die einzelnen Serien gelernt haben.

- Planen Sie ausreichend Zeit für Ihr Training ein und berücksichtigen Sie dabei Ihren Fitness-Stand.

- Wenn Sie nicht allein trainieren: Vergleichen Sie sich nicht mit anderen! Jeder hat sein eigenes Tempo. Wenn Sie die Übungen Ihrem eigenen Rhythmus und Ihren körperlichen Bedürfnissen anpassen, werden Sie die größten Fortschritte erzielen.

- Steigern Sie langsam die Trainingsintensität: erst öfter trainieren, dann länger.

- Vernachlässigen Sie niemals das Warm-up zu Beginn des Trainings und das Cool-down zum Schluss.

- Alle Übungen sollten gezielt und kontrolliert ausgeführt werden.

- Vermeiden Sie ruckartige Bewegungen – so beugen Sie Verletzungen vor.

- Dehnen Sie die Muskeln nur so weit, wie es Ihnen ohne Schmerzen möglich ist.

- Atmen Sie bei allen Aufwärtsbewegungen ein, bei den Abwärtsbewegungen wieder aus. Und atmen Sie bei Muskelanspannung tief in den Bauch hinein, beim Lösen der Positionen wieder aus. Je tiefer Sie in den Bauch hineinatmen, desto bewusster und kontrollierter werden Sie das Training durchführen können. Halten Sie auf keinen Fall den Atem an.

- Sollten Sie ein Brennen der Muskeln spüren, machen Sie einfach eine Pause, bis das Brennen abgeklungen ist. Reduzieren Sie gegebenenfalls Ihr Trainingstempo.

- Bei Schwangerschaft, nach Verletzungen, bei hohem Blutdruck und bei Rückenproblemen sollten Sie mit Ihrem Arzt sprechen, bevor Sie mit dem Training beginnen.

- Vergessen Sie nicht, zwischen den Trainingstagen zu pausieren. Das macht Ihr Training effektiver!

- Genießen Sie Ihr BBP-Training und vergessen Sie niemals, während des Übens zu lächeln.

Beim Training wird Körperfett ab- und Muskelmasse aufgebaut. Je mehr Muskelmasse Sie besitzen, desto mehr Kalorien verbraucht Ihr Körper allein bei deren Versorgung. Schon ein Zuwachs von einem Kilogramm Muskeln erhöht den täglichen Kalorienverbrauch um mehr als 30 Kalorien – das sind in vier Wochen knapp 900 Kalorien extra, die ganz ohne Ihr Zutun verbraucht werden. Je mehr Muskulatur, desto höher ist also der Kalorienverbrauch – auch beim Ruhen, und das dauerhaft.
Was muss man bei den Übungen zur Kräftigung der Muskulatur besonders beachten? Schulen Sie Ihre Konzentrationsfähigkeit: Sich ganz und gar auf die jeweilige Übung zu konzentrieren, auf den Muskel, den man trainieren möchte, bringt viel mehr Erfolg, als einfach

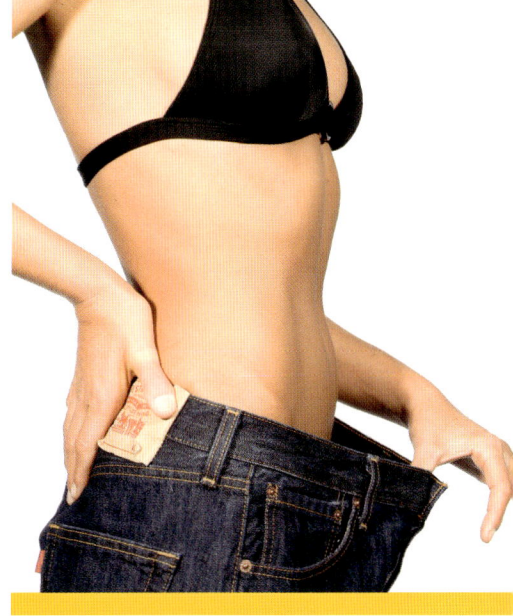

»Gymnastik« zu betreiben. Seien Sie also konzentriert! Zwischen den Trainingseinheiten sollten Sie eine Pause von ca. 48 Stunden einlegen – also nicht an aufeinanderfolgenden Tagen dieselben Muskeln trainieren. Das bringt nicht viel, denn die Anpassung, d. h. das Wachstum der Muskulatur, erfolgt in den Trainingspausen, nicht während des Trainings! Die großen Muskeln sollte man zuerst trainieren, dann die kleineren. Eine mögliche Übungsfolge wäre: Vorderseite Oberschenkel – Rücken (für besseren Halt und damit einen strafferen Bauch!) – Po – Rückseite Oberschenkel – Bauch – Arme – Unterschenkel. Sie können zusätzlich zum BBP-Powerprogramm noch weitere Ausdauertrainingseinheiten anschließen, um den Erfolg zu beschleunigen.

Wenn Sie das Trainingsprogramm erlernt haben und sicher beherrschen, trainieren Sie am besten in Übungsblöcken von 10 bis 15 Wiederholungen. Man fängt mit einem Block an und steigert nach zwei bis drei Wochen auf zwei Blöcke, nach weiteren zwei Wochen auf drei Blöcke usw.

Trainieren Sie stets die linke und die rechte Körperseite gleichermaßen. Muskelkater können Sie vermeiden, indem Sie auf eine ruhige Atmung und auf richtiges Aufwärmen vor dem Training achten.

Sobald Sie Ihr Training unregelmäßig absolvieren oder wieder abbrechen, verlieren Sie auch wieder an Muskelmasse. Daher lautet unsere Empfehlung: Bleiben Sie am Ball! Sollten Schmerzen auftreten, stoppen Sie für den Moment das Training. Kontrollieren Sie, ob Sie die Übungen richtig durchgeführt haben, indem Sie die Anleitungen nochmals durchlesen und gegebenenfalls vor einem Spiegel üben, um Ihre Haltung und die Übungsausführung zu überprüfen. Sollten weiterhin Beschwerden auftreten, sprechen Sie mit Ihrem Arzt.

Lassen Sie das Trainingsprogramm am Schluss immer langsam ausklingen. Dehnen Sie Ihren Körper und atmen Sie tief durch. Auch Entspannung trägt zu optimaler Körperfitness bei und ist für eine gute Ausstrahlung unerlässlich!

BBP-WARM-UP

Jedes ausgewogene Körpertraining beginnt mit einem Warm-up, d.h. einer Aufwärmung der Muskulatur. Ohne Erwärmung des Körpers kann die Energie nicht frei durch die Gelenke, Muskelfasern und Organe fließen. Die leichte Anregung des Herz-Kreislauf-Systems bewirkt, dass die Muskeln und Gelenke auf die Belastungen des Trainings vorbereitet sind: So lassen sich Verletzungsrisiken herabsetzen.

Das BBP-Warm-up besteht aus sanften Bewegungen mit niedriger Intensität, die Dauer beträgt 5 bis 7 Minuten. Zum Aufwärmen eignen sich leichte, unkomplizierte Übungen am besten. Auch wenn Ihnen die Übungen zu einfach erscheinen, sollten Sie das Warm-up niemals überspringen! Achten Sie darauf, alle Positionen entspannt auszuführen und den Atem ungehindert fließen zu lassen.

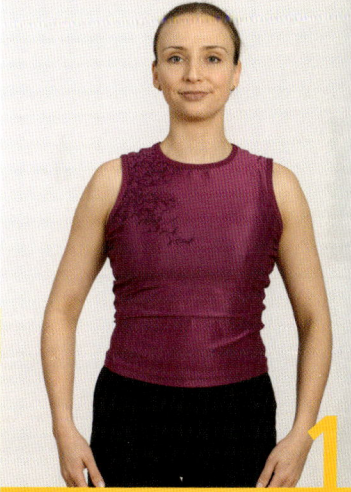

1. Warm-up-Übung

- Stehen Sie aufrecht, atmen Sie durch.
- Spannen Sie die Bauchmuskulatur an.

- Rollen Sie die Schultern leicht zurück.
- Das Becken wird ein wenig nach vorne gekippt, der Bauchnabel Richtung Wirbelsäule gezogen, sodass die Wirbelsäule gerade ist.
- Die Füße stehen parallel zueinander.
- Wiederholen Sie diese Übung insgesamt 10-mal.

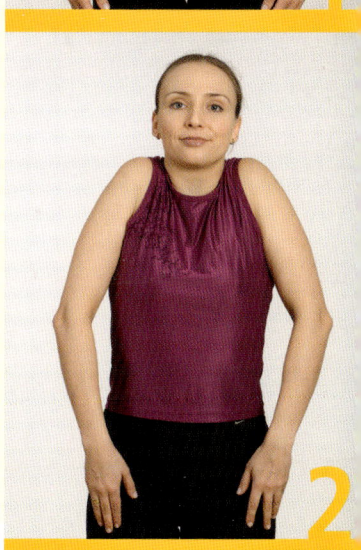

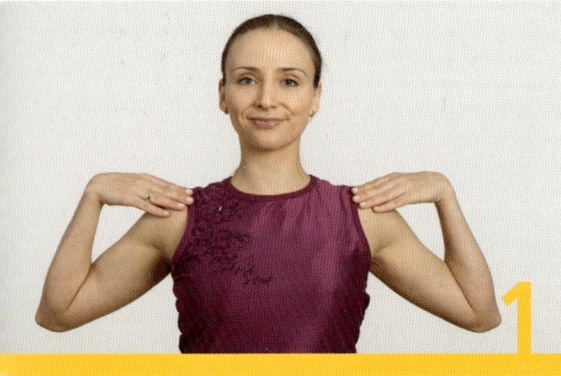

2. Warm-up-Übung

- Bleiben Sie aufrecht stehen.
- Winkeln Sie die Arme an und legen Sie Ihre Fingerspitzen leicht auf die Schultern.
- Lassen Sie nun beide Schultern nach hinten kreisen.
- Die Ellbogen folgen der Bewegung und heben und senken sich.
- Wiederholen Sie die Übung 10-mal.
- Atmen Sie tief durch.
- Lassen Sie die Schultern nun nach vorne kreisen.
- Wiederholen Sie die Übung ebenfalls 10-mal.

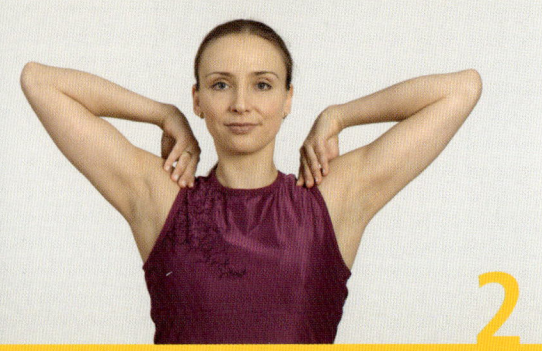

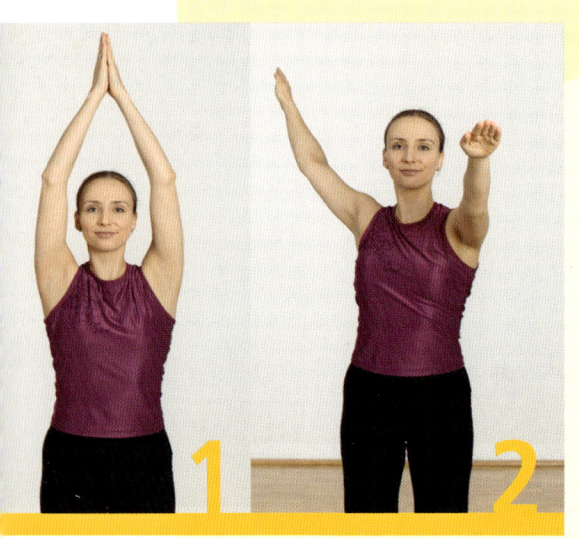

3. Warm-up-Übung

- Stehen Sie aufrecht.
- Strecken Sie beim Einatmen die Arme nach oben, führen Sie die Hände über dem Kopf zusammen.
- Lassen Sie nun den gestreckten rechten Arm nach hinten abwärts kreisen, den gestreckten linken Arm nach vorne abwärts, der Oberkörper wird dabei leicht nach rechts gedreht.
- In der Abwärtsbewegung der Arme wieder ausatmen.

- Wenn sich beide Arme unten neben dem Körper befinden, den Oberkörper leicht nach links drehen, beim Einatmen den rechten Arm nach vorne aufwärts kreisen lassen, den linken nach hinten aufwärts, bis beide Hände wieder über dem Kopf zusammentreffen.

- Wiederholen Sie die Übung insgesamt 10-mal.

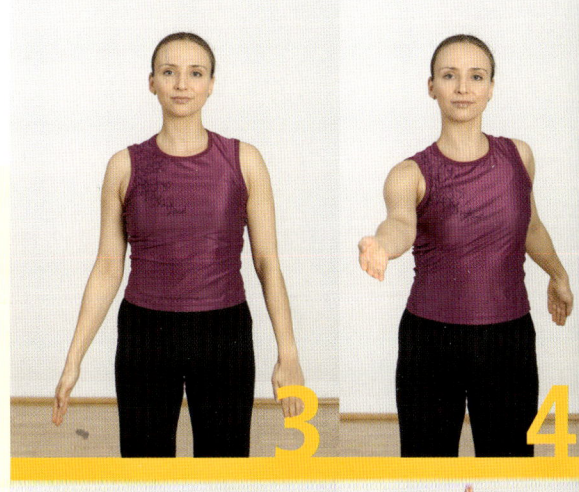

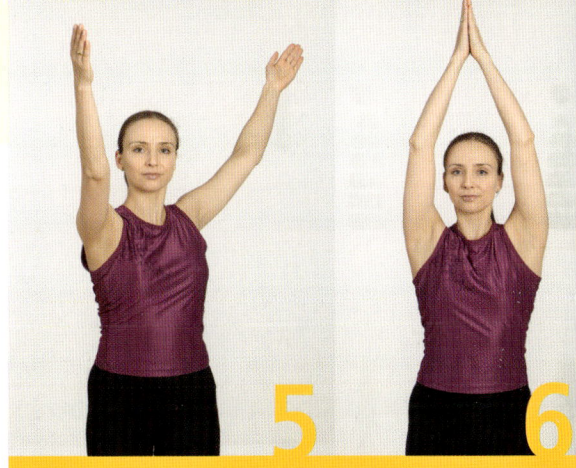

4. Warm-up-Übung

- Stehen Sie aufrecht.
- Die Arme locker hängen lassen.

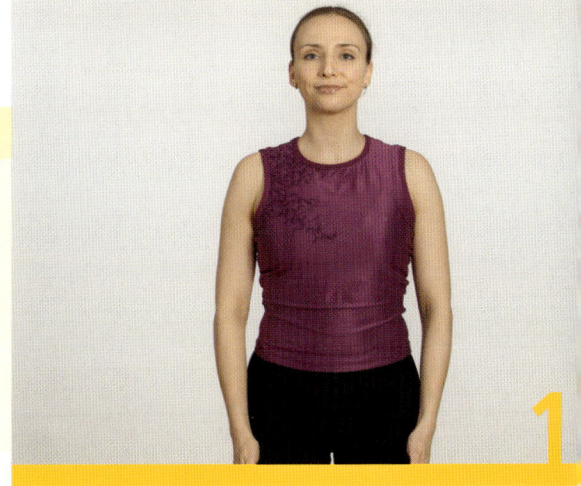

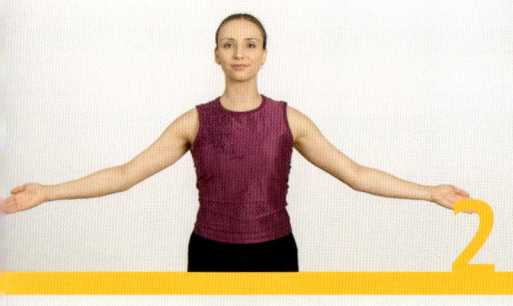

- Dann die Handflächen nach außen drehen.
- Die Armmuskulatur anspannen, die Arme beim Einatmen ausgestreckt seitlich nach oben führen.
- Die Hände weisen nach oben.
- Die Position kurz halten.

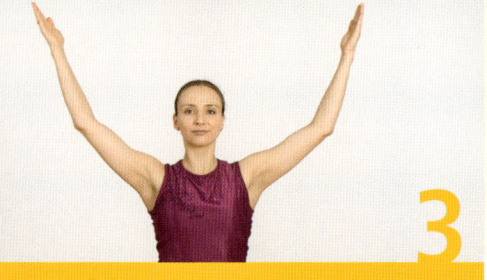

- Dann die Handflächen nach unten wenden, die Arme beim Ausatmen abwärtssinken lassen.
- Die Übung 10-mal wiederholen.

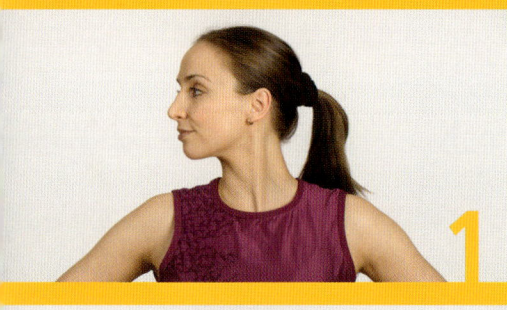

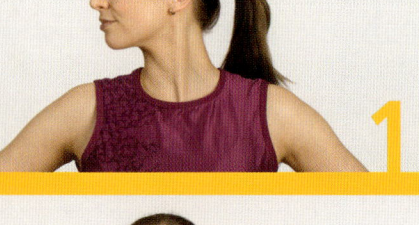

5. Warm-up-Übung

- Stehen Sie aufrecht.
- Stemmen Sie die Hände in die Hüften.
- Drehen Sie nun Ihren Kopf langsam nach rechts, bis Nasenspitze und Schulter in eine Richtung weisen.
- Der Oberkörper bewegt sich nicht mit.

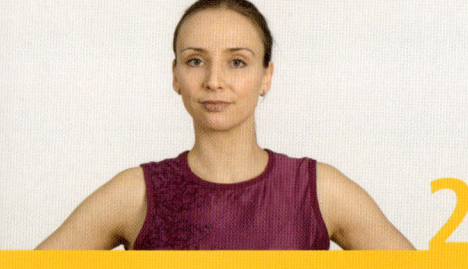

- Atmen Sie einmal tief durch.
- Dann lösen Sie die Position und drehen den Kopf wieder zurück zur Mitte.
- Im Anschluss die Übung zur anderen Seite ausführen.
- Wiederholen Sie die Übung jeweils 10-mal zu jeder Seite.
- Achten Sie darauf, den Kopf nicht zu weit nach hinten zu drehen.

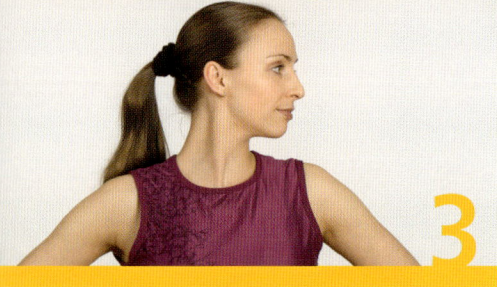

6. Warm-up-Übung

- Stehen Sie aufrecht.

- Kreuzen Sie die Arme vor dem Körper, beugen Sie dabei den Oberkörper leicht nach vorne.

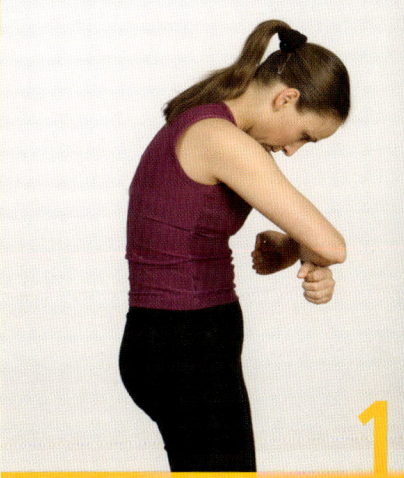

- Richten Sie sich beim Einatmen schwungvoll auf, öffnen Sie dabei die Arme.

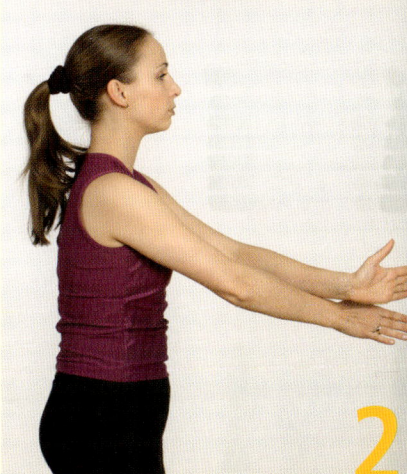

- Strecken Sie die Arme weit nach außen.

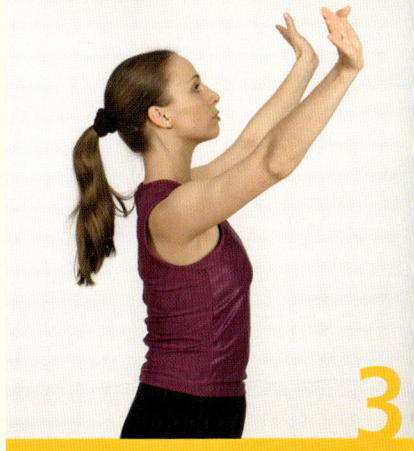

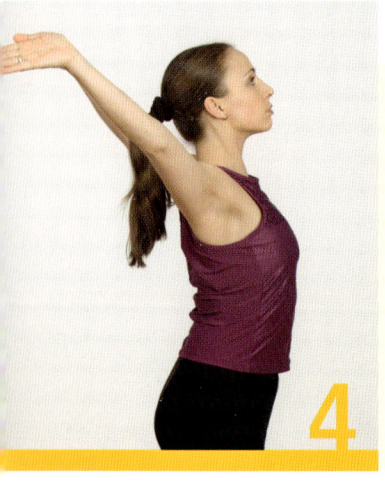

- Arme und Fingerspitzen weisen nach hinten.
- Dehnen Sie Ihren Brutkorb.
- Machen Sie eine kurze Atempause und halten Sie die Spannung.
- Dann führen Sie die Arme beim Ausatmen wieder in umgekehrter Bewegungsfolge nach unten.
- Wiederholen Sie die Übung 10-mal.

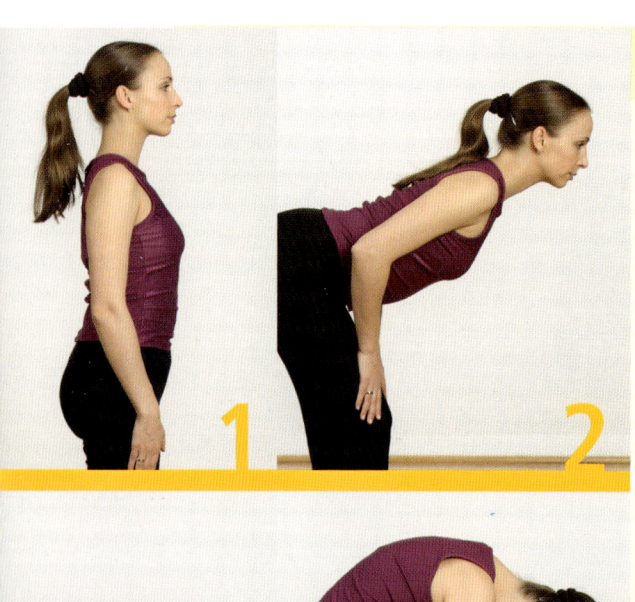

7. Warm-up-Übung

- Stehen Sie aufrecht.
- Die Handflächen liegen auf den Oberschenkeln.
- Beugen Sie sich nun langsam von der Hüfte aus nach vorne.

- Lassen Sie den Kopf sanft nach unten sinken.
- Richten Sie sich ebenso langsam, Wirbel für Wirbel, wieder auf.
- Lassen Sie den Kopf dabei locker nach vorne hängen.
- Spannen Sie die Schulterpartie nicht an.
- Wiederholen Sie die Übung 10-mal.

8. Warm-up-Übung

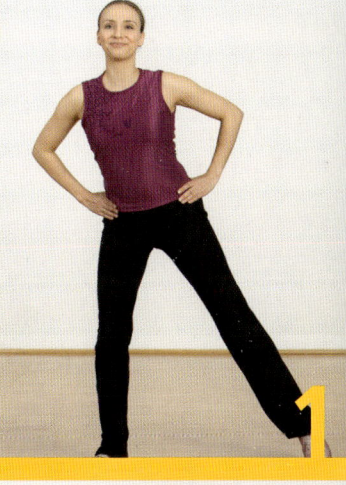

- Stehen Sie aufrecht.
- Stemmen Sie die Hände in die Hüften.
- Verlagern Sie Ihr Gewicht auf die rechte Seite.
- Setzen Sie den linken Fuß seitlich nach außen, tippen Sie mit der Zehenspitze auf den Boden.

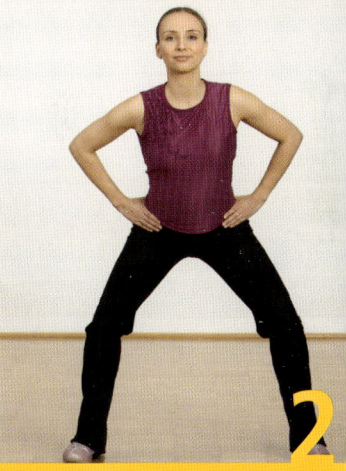

- Kommen Sie zurück zur Mitte und beugen Sie die Knie.

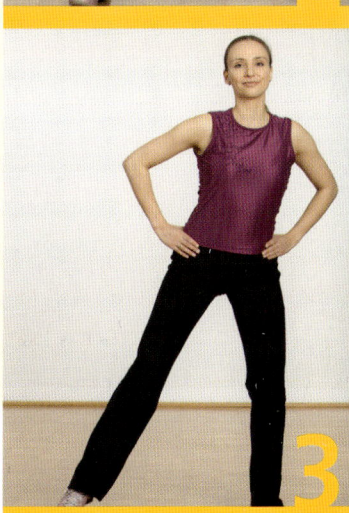

- Dann das Gewicht auf die linke Körperseite verlagern.
- Tippen Sie jetzt mit der rechten Fußspitze auf den Boden.
- Wieder zurück zur Mitte kommen.
- Im Wechsel insgesamt 20-mal wiederholen, pro Seite 10-mal.

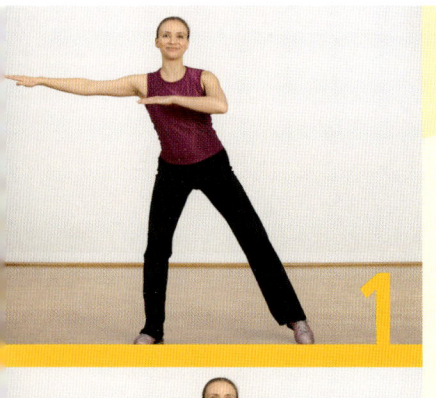

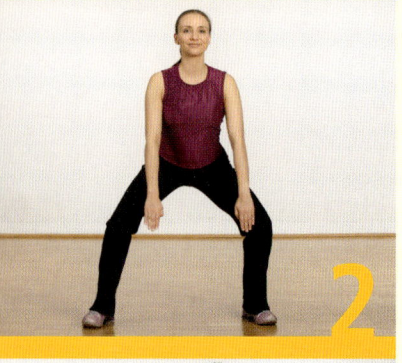

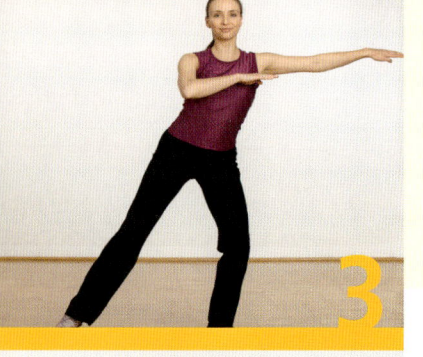

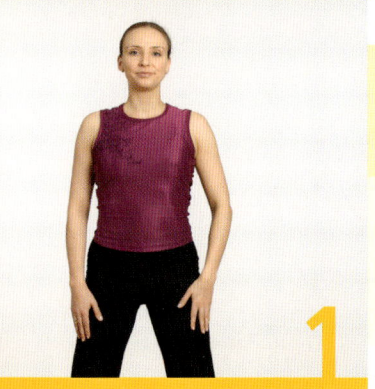

9. Warm-up-Übung

- Der Bewegungsablauf ist wie der der vorherigen Übung, diesmal werden jedoch die Arme mit bewegt.
- Verlagern Sie das Gewicht nach rechts, schwingen Sie den rechten Arm dabei gestreckt nach oben zur Seite, der linke Arm wird gebeugt und weist ebenfalls nach rechts.
- Zurück zur Mitte kommen, die Knie beugen, dabei die Arme nach unten führen.
- Dann das Gewicht zur linken Seite verlagern, dabei schwungvoll die Arme nach links führen.
- Die Übung 20-mal wiederholen, 10-mal pro Seite.

10. Warm-up-Übung

- Stellen Sie Ihre Füße etwas auseinander.
- Die Hände liegen auf den Oberschenkeln.

- Ziehen Sie das rechte Knie hoch, führen Sie dabei die linke Hand zum Knie.

- Dann das angewinkelte Bein zur Seite ausstrecken, dabei den linken Arm hoch nach oben strecken.

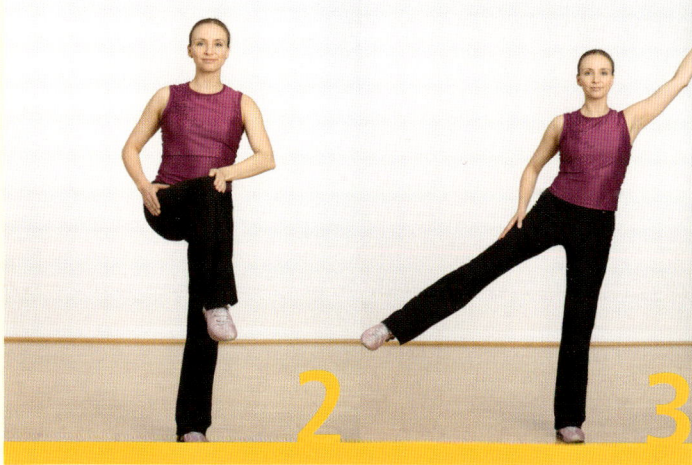

- Im Wechsel das Bein anwinkeln und strecken, die Hand dabei zum Knie und wieder nach oben führen.

- Die Übung 20-mal wiederholen.

- Dann wieder gerade stehen und einige Atemzüge nehmen.

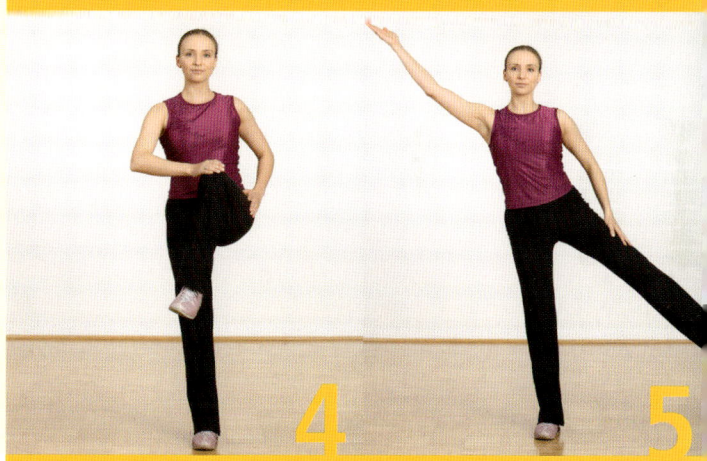

Nutzen für den Körper

Durch ein sanftes Warm-up werden nicht nur Körperfunktionen aktiviert, sondern auch die Psyche entlastet: Der Alltagsstress kann abfallen und tritt in den Hintergrund. Das Aufwärmen kräftigt den gesamten Körper und macht ihn geschmeidig. Der Schulter- und Nackenbereich wird gelockert, und kleine Verspannungen lösen sich. Ihre Armmuskulatur wird aktiviert, die Beinmuskulatur gelockert. Auch der Rücken wird beweglicher und stärker. Sie fühlen sich erfrischt, wach und motiviert.

BBP-BASISTRAINING FÜR EINSTEIGER

Sie sind nach dem intensiven Warm-up optimal auf die BBP-Übungen vorbereitet. Die Anzahl der Wiederholungen, die bei den Übungen angegeben ist, ist nur als Richtlinie zu verstehen und repräsentiert eher einen Durchschnittswert (mittlerer Fitness-Level, m). Sie finden am besten selbst heraus, was Ihnen guttut und ob Ihr persönliches Fitness-Level eher gut (g), mittel (m) oder noch etwas schwach (s) ist. Passen Sie die Wiederholungszahl der Übungen entsprechend an und trainieren Sie möglichst langsam, wenn Sie Muskeln aufbauen wollen.

ÜBUNGEN IM STEHEN

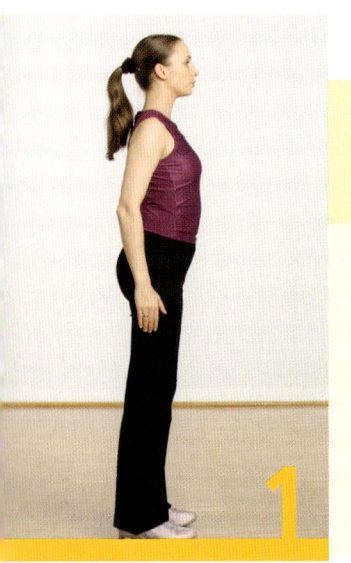

1. Übung: Powerpose

- Stehen Sie gerade.
- Nehmen Sie die Schultern leicht zurück.
- Atmen Sie ein.
- Dehnen Sie Ihren Brustkorb.
- Beugen Sie beim Ausatmen die Knie, spannen Sie die Gesäßmuskulatur an.

- Führen Sie die Hände dabei vorne zusammen.
- Pressen Sie die Hände kräftig gegeneinander.
- Spannen Sie nun Ihre Oberschenkelmuskulatur an.
- Halten Sie die Spannung mindestens einen oder mehrere Atemzüge lang.
- Dann richten Sie sich beim Einatmen wieder auf und ziehen dabei die Arme kräftig nach hinten, die Hände werden zu Fäusten geballt.
- Halten Sie die Spannung.

- Im Anschluss erneut die Knie beugen, die Hände wieder gegeneinanderpressen.
- Wiederholen Sie die Übung mindestens 3-mal (s) oder öfter (m, g).

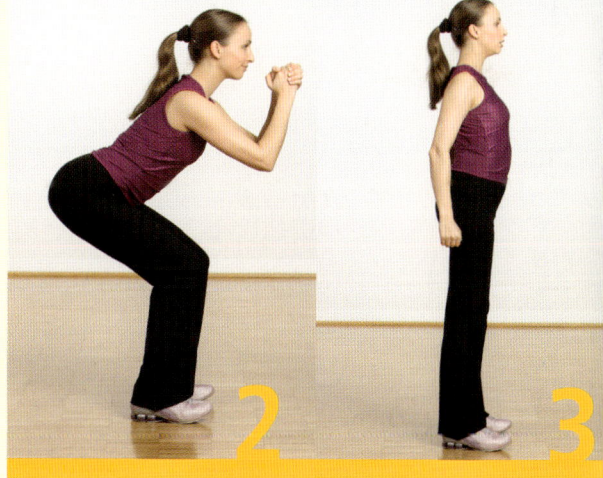

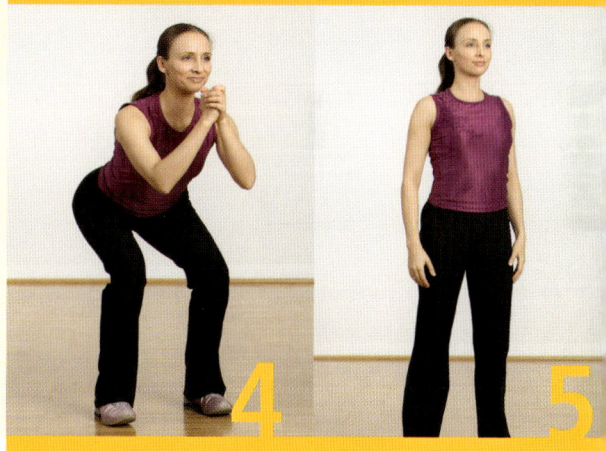

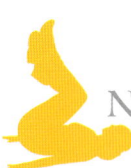

Nutzen für den Körper
Tolle Kombinationsübung für die Kräftigung von Beinen, Armen und Po.

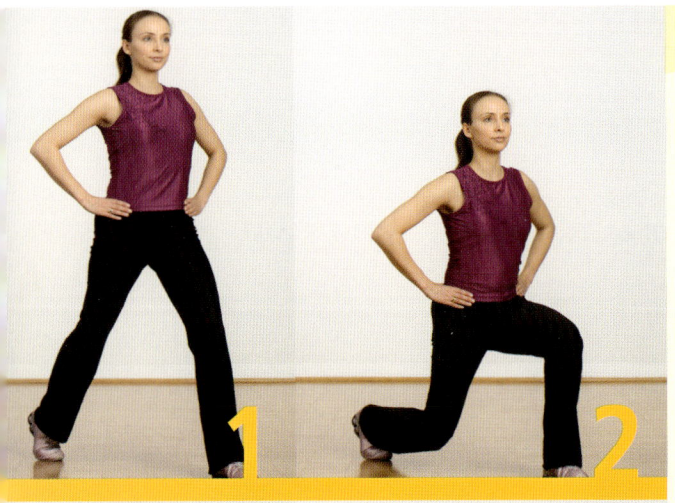

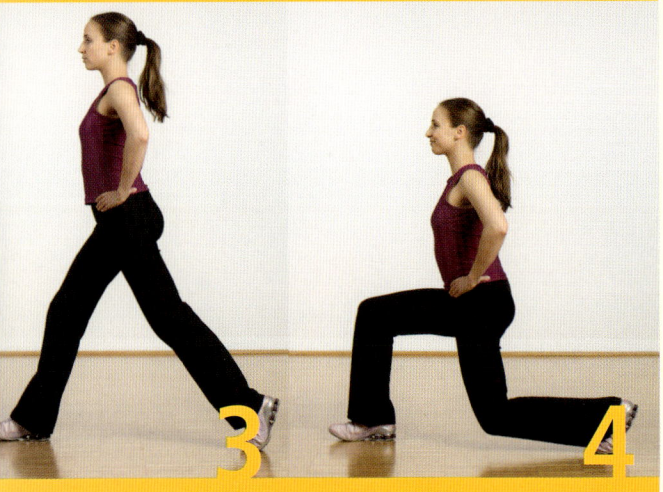

2. Übung: Kniefall

- Stehen Sie aufrecht.
- Stemmen Sie dabei die Hände in die Hüften.
- Stellen Sie dann das rechte Bein leicht angewinkelt nach hinten, nur die Fußspitze berührt den Boden.
- Beugen Sie jetzt das hintere Bein, sinken Sie nach unten Richtung Boden.
- Der Oberkörper bleibt aufgerichtet.
- Halten Sie die Körperspannung, spannen Sie hierzu vor allem die Bauchmuskulatur an.
- Richten Sie sich auf, indem Sie beide Beine wieder strecken, der hintere Fuß rollt von der Zehenspitze bis zur Ferse ab.

- Wiederholen Sie die Übung 3-mal oder öfter.
- Wechseln Sie dann zur anderen Seite, wiederholen Sie die Übung auch hier 3-mal oder öfter.

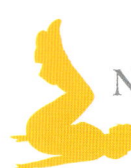

Nutzen für den Körper

Die Übung ist optimal zur Kräftigung der Beine sowie zum Training der Bauchmuskulatur geeignet.

- Halten Sie bei den Übungen am Boden den unteren Rücken möglichst flach auf der Unterlage.

- Stellen Sie die Füße so auf den Boden, dass Ober- und Unterschenkel einen rechten Winkel bilden – das entlastet den Hüftbeuger. Spannen Sie die Pomuskulatur an.

- Beim Anheben des Kopfes und der Schultern bleibt der Nacken gerade. Kleine Hilfe: immer zur Decke schauen.

- Bei Bauchübungen gilt es, die Muskeln so anzuspannen, dass sich die unteren Rippen und das Becken einander annähern. Wenn Sie das nicht berücksichtigen, werden sich vielleicht Verspannungen der Rückenmuskulatur bemerkbar machen. Der Bauchnabel wird in Richtung Wirbelsäule eingezogen.

3. Übung: Vierfüßlerstand

- Kommen Sie aus dem Stehen in den Vierfüßlerstand am Boden.

- Stellen Sie dazu das rechte Bein leicht gebeugt nach hinten.

- Beugen Sie dann das rechte Knie, bis der Unterschenkel auf dem Boden aufliegt.

- Stützen Sie sich mit den Händen vorne auf dem Boden ab, führen Sie das andere Bein nach hinten auf den Boden.

- Verteilen Sie nun Ihr Gewicht gleichmäßig auf Hände und Unterschenkel.

- Der Rücken ist gerade.

- Nacken und Schultern sind entspannt.

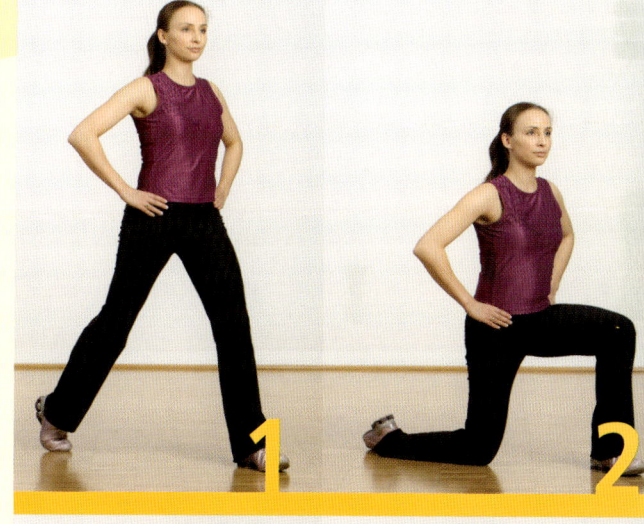

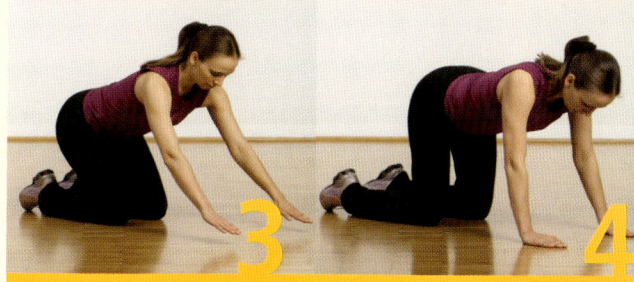

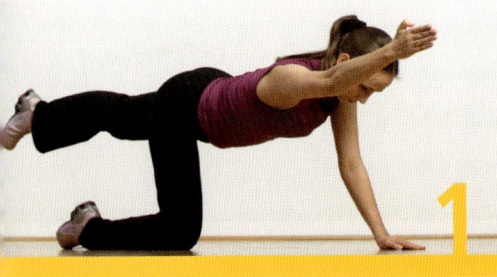

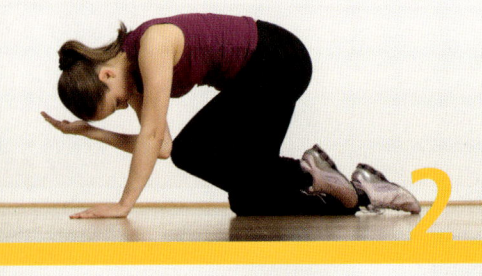

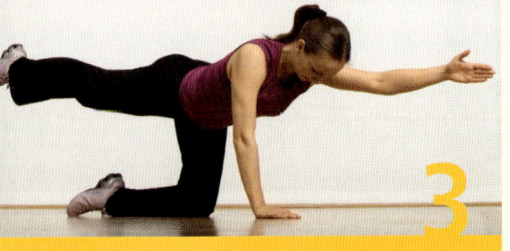

4. Übung: Beinstütze

▨ Ausgangsposition ist der Vierfüßlerstand.

▨ Strecken Sie nun den rechten Arm gerade nach vorne, das linke Bein nach hinten.

▨ Anschließend ziehen Sie das linke Knie angewinkelt nach vorne, den rechten Ellbogen führen Sie zum Knie.

▨ Wiederholen Sie die Übung 10-mal.

▨ Dann wechseln Sie zur anderen Seite, wiederholen Sie ebenfalls 10-mal. (s: fünfmal, g: häufiger)

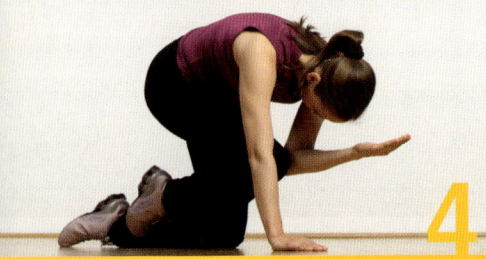

5. Übung: Pozwicker

▨ Im Vierfüßlerstand die Unterarme auf den Boden legen und die Hände vorne zusammenführen. (Alternativ dazu können Sie die Hände auch parallel schulterbreit zueinanderdrehen.)

▨ Verlagern Sie das Gewicht auf den linken Unterschenkel.

▨ Winkeln Sie das rechte Bein an, ziehen Sie dabei das Knie nach vorne Richtung Kinn.

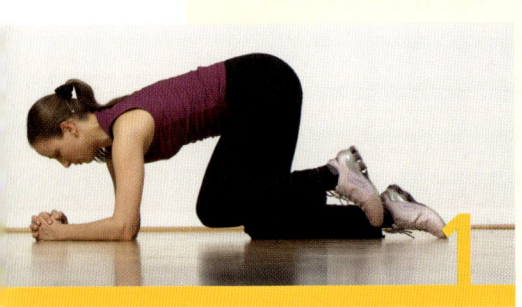

- Dann führen Sie das rechte Bein angewinkelt nach hinten und heben es nach oben, sodass die Fußsohle zur Decke zeigt.

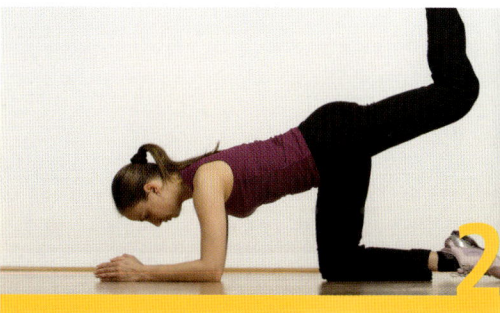

- Anschließend ziehen Sie das Bein wieder angewinkelt nach vorne.
- Wiederholen Sie dies 10-mal.
- Achten Sie dabei auf die Atmung und eine gute Körperspannung.
- Danach führen Sie die Übung 10-mal zur anderen Seite aus.

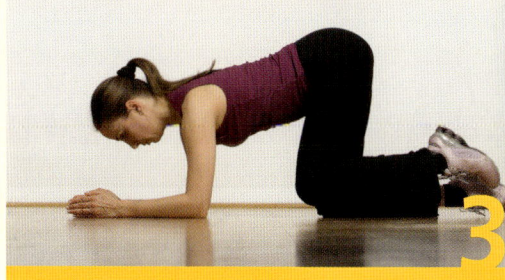

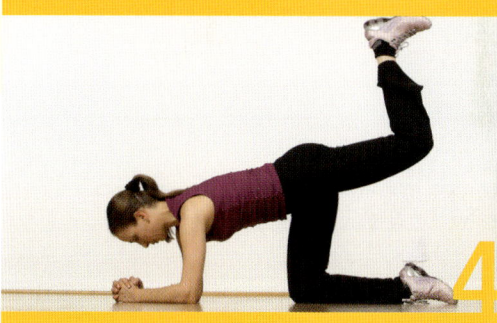

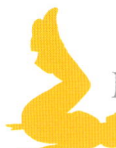

Nutzen für den Körper

Nomen est omen! Wie der Name schon sagt, trainiert die Übung vor allem die Pomuskulatur, aber auch die Oberschenkel.

6. Übung: Beinstreckung

- Vierfüßlerstand.
- Die Unterarme parallel zueinander auf den Boden legen, die Handflächen sind einander zugewandt.

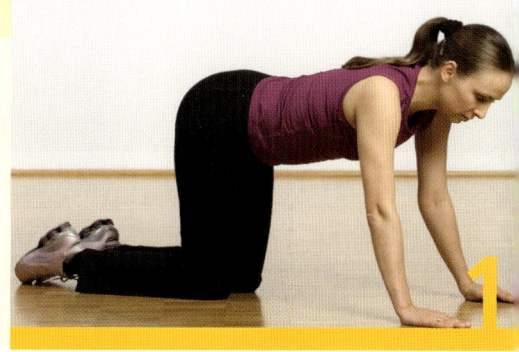

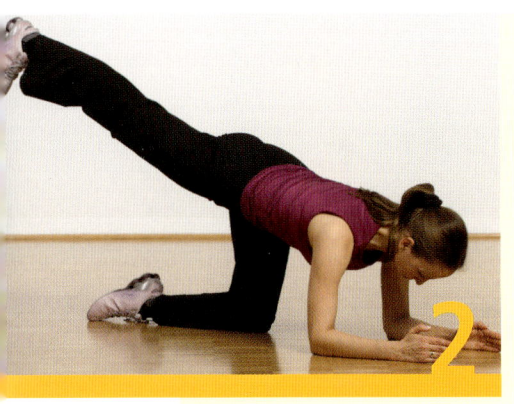

- Das rechte Bein anwinkeln und unter den Körper ziehen, dann weit nach hinten ausstrecken.
- Die Zehenspitzen weisen zum Fußboden.
- Dann das Bein wieder anwinkeln und nach vorne ziehen.
- 10-mal wiederholen.
- Dann die Übung mit dem linken Bein 10-mal wiederholen.

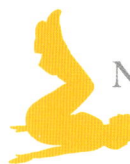

Nutzen für den Körper

Tolles Training für die Ober- und Unterschenkel. Auch die Bauchmuskulatur arbeitet mit, um den Rücken zu entlasten!

TIPP: Vorsicht: Achten Sie darauf, dass die Rückenmuskulatur nicht verspannt, sondern holen Sie sich die Kraft für die Übung aus der Bauchmuskulatur!

7. Übung: Sanfte Liegestützposition oder Push-up

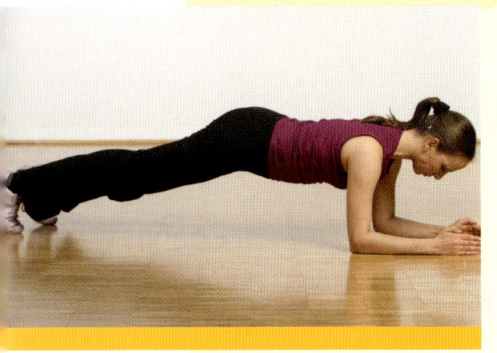

- Legen Sie die Unterarme parallel zueinander auf den Boden.
- Strecken Sie die Beine nach hinten, stellen Sie die Fußspitzen auf.
- Spannen Sie den Beckenboden an.
- Rücken und Kopf bilden möglichst eine Linie.
- Stützen Sie sich nun auf die Unterarme, halten Sie die Körperspannung.

- Dann lassen Sie sich langsam wieder Richtung Boden sinken.
- Lösen Sie die Spannung.
- Wiederholen Sie die Übung 5-mal.
- Strecken Sie sich danach kurz auf dem Boden aus, entspannen Sie Ihre Muskeln. (s: 3-mal, g: häufiger)

8. Übung: Einfache Liegestütze

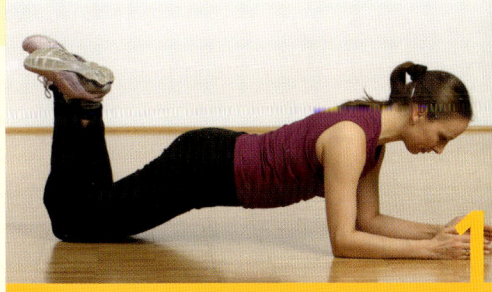

- Setzen Sie die Hände etwas mehr als schulterbreit auseinander auf dem Boden auf.
- Die Beine nach hinten ausstrecken.
- Dann die Unterschenkel übereinanderschlagen, die Beine anwinkeln und die Unterschenkel anheben.
- Die Oberschenkel liegen auf dem Boden.

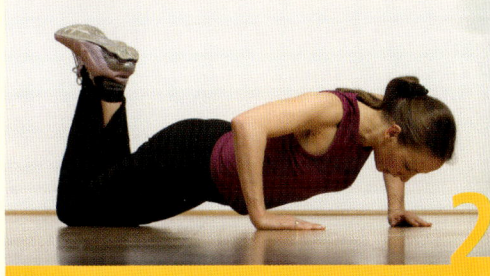

- Strecken Sie nun die Arme durch und stemmen Sie sich nach oben.
- Dann lassen Sie sich wieder so weit wie möglich nach unten sinken.
- 5-mal wiederholen.
- Strecken Sie sich im Anschluss an die Übung auf dem Boden aus.
- Kurz entspannen und in den Bauch hineinatmen.

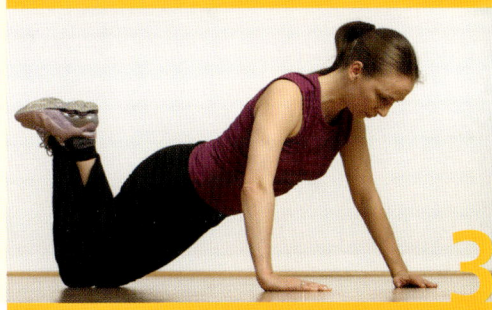

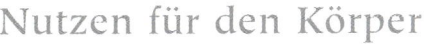

Nutzen für den Körper

Liegestütze stärken den Schultergürtel und kräftigen Arme, Brust und den oberen Rücken. Die Sauerstoffaufnahme in der Lunge wird verbessert, der Kreislauf angekurbelt. Sie können wieder gut durchatmen.

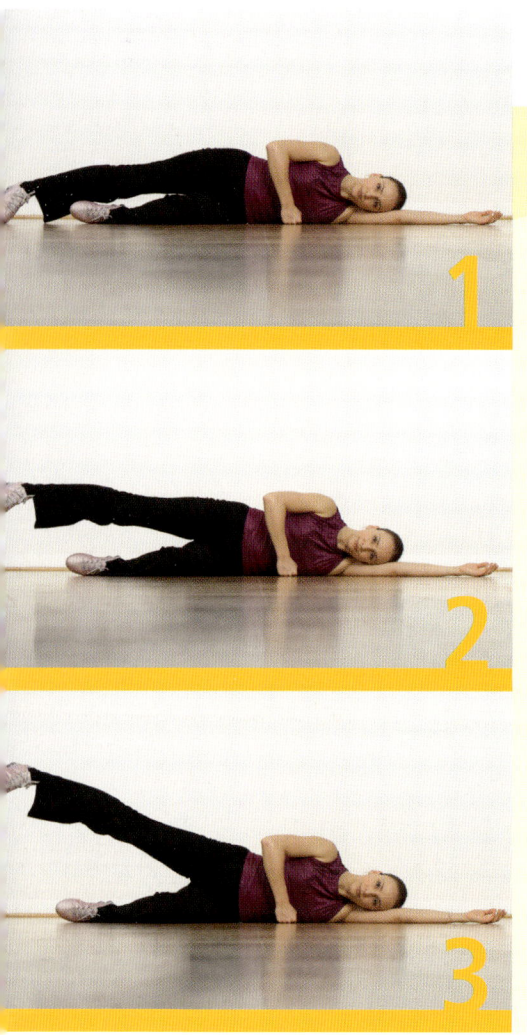

9. Übung: Beinlift

- Legen Sie sich auf die linke Seite.
- Der linke Arm liegt ausgestreckt unter dem Kopf.
- Mit der Hand bzw. Faust des rechten Arms können Sie sich auf dem Boden in Brusthöhe abstützen.
- Das linke Bein wird angewinkelt.
- Führen Sie nun das rechte Bein seitlich nach oben, der Fuß ist dabei angewinkelt.
- Halten Sie das Bein kurz in der Position.
- Dann senken Sie das Bein langsam bis knapp über den Boden.
- Abwechselnd heben und senken.
- 10-mal wiederholen.
- Dann auf die andere Seite wechseln und die Übung auch hier 10-mal wiederholen.

Nutzen für den Körper

Die äußere Oberschenkelmuskulatur (Abduktoren) werden optimal trainiert. Die Bauchmuskulatur unterstützt bei richtiger Ausführung der Übung den Rücken und sorgt für eine gute Körperspannung.

10. Übung: Beinroller

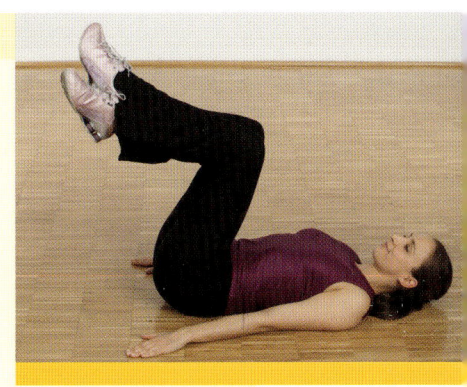

- Legen Sie sich auf den Rücken.
  Die Arme liegen neben dem Körper.

- Schlagen Sie die Unterschenkel übereinander.

- Winkeln Sie die Beine an, ziehen Sie
  die Knie Richtung Kopf.

- 10-mal wiederholen.

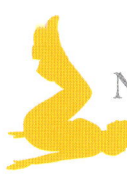

Nutzen für den Körper
Die Übung entspannt den Rücken und stärkt die Bauchmuskulatur.

11. Übung: Beckenkippe

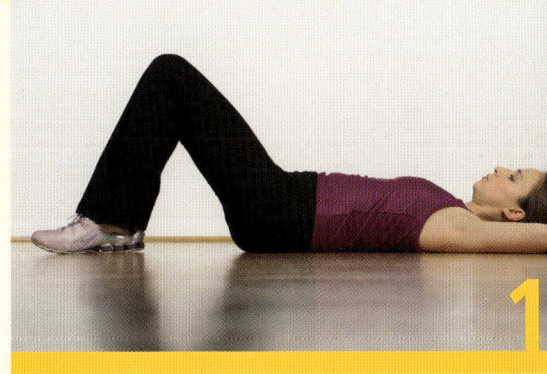

- Sie liegen auf dem Rücken.

- Die Beine sind angewinkelt,
  die Füße stehen fest auf dem Boden.

- Die Arme unter dem Kopf verschränken.

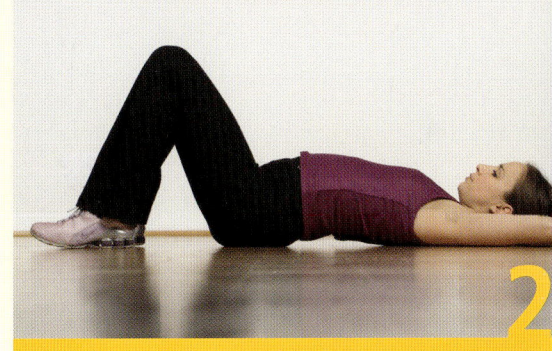

- Spannen Sie die Gesäßmuskulatur an.

- Ziehen Sie das Becken nach hinten.

- Der Körper liegt nur noch auf Po
  und Schultern auf.

- Halten Sie die Position einen Atemzug
  lang.

- Dann lösen.

- 10-mal wiederholen.

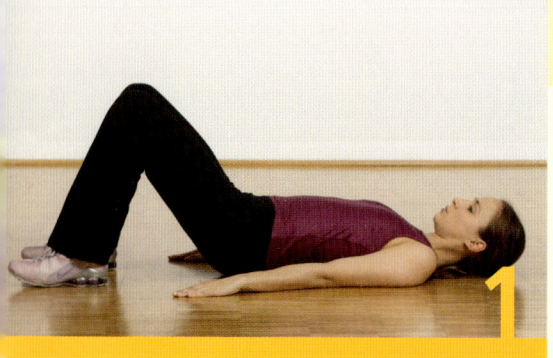

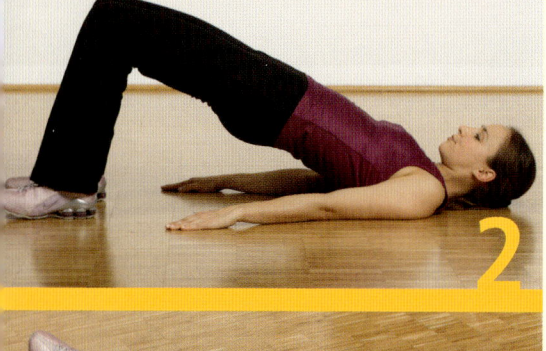

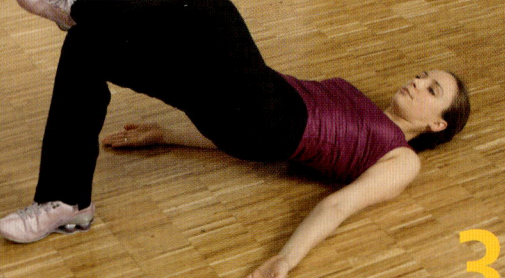

12. Übung: Hüftbrücke

- Rückenlage.

- Winkeln Sie die Beine an.

- Die Arme liegen ausgestreckt neben dem Körper.

- Spannen Sie die Gesäßmuskeln an.

- Stemmen Sie das Becken hoch, bis nur noch die Schultern auf dem Boden aufliegen.

- Oberschenkel und Rumpf bilden eine gerade Linie.

- Halten Sie die Spannung in der Position. (Stellen Sie gegebenenfalls die Zehenspitzen auf.)

- Dann wieder lösen.

- 10 Wiederholungen ausführen.

Variieren Sie die Übung wie folgt:

- Legen Sie den Fuß des einen Beins über das Knie des anderen Beins.

- Wiederholen Sie die Hüftbrücke mit aufgelegtem Fuß.

- Trainieren Sie beide Seiten jeweils 10-mal hintereinander.

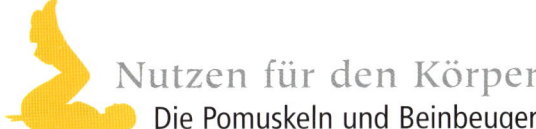

Nutzen für den Körper

Die Pomuskeln und Beinbeuger werden gestärkt. Die
Beinmuskulatur wird gedehnt und gleichzeitig trainiert.

TIPP: Lassen Sie den Rücken bei der Übung nicht durchhängen,
sondern geben Sie ihm durch Ihre Bauchspannung Unterstützung.

13. Übung: Seitenlift

- Legen Sie sich auf die linke Seite.

- Die Knie anwinkeln.

- Stützen Sie sich auf den linken
  Unterarm und stemmen Sie
  den Oberkörper hoch.

- Die rechte Hand ist in die Hüften
  gestemmt.

- Halten Sie kurz die Position,
  dann wieder nach unten sinken lassen,
  ohne jedoch den Boden zu berühren.

- 5-mal wiederholen.

- Dann die Übung zur anderen Seite
  ausführen.

- Wieder 5-mal wiederholen.
  (s: 3-mal, g: nach Belieben)

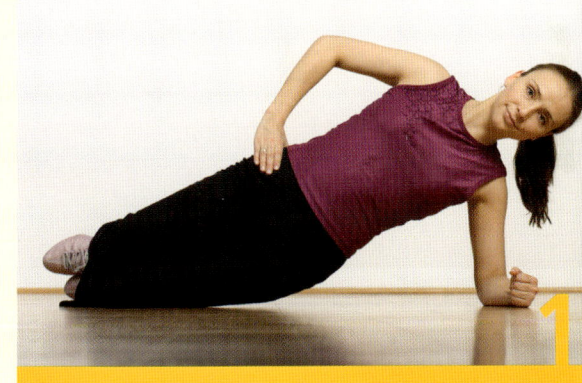

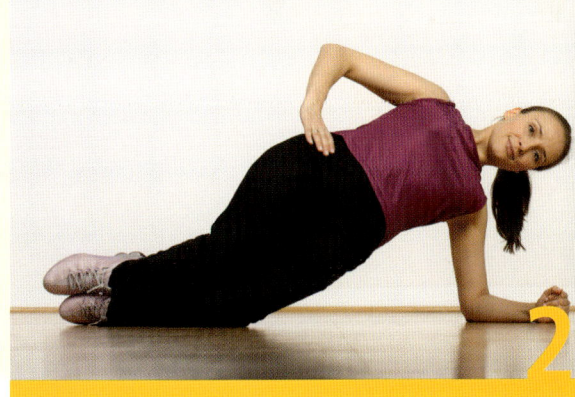

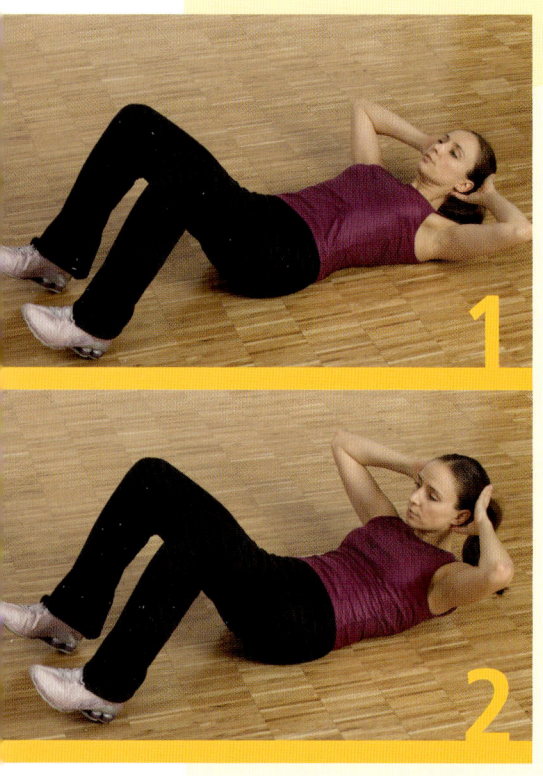

14. Übung: Rumpfbeuge oder Sit-up

- Legen Sie sich auf den Rücken.
- Stellen Sie die Füße auf den Boden, sodass Ober- und Unterschenkel einen rechten Winkel bilden, die Füße stehen hüftweit auseinander.
- Verschränken Sie die Hände hinter dem Kopf, die Ellbogen zeigen nach außen.
- Ziehen Sie den Oberkörper nach oben, indem Sie die Bauchmuskeln anspannen.
- Drücken Sie dabei die Wirbelsäule fest gegen den Boden.
- Heben Sie den Kopf und die Schultern vom Boden ab.
- Das Kinn ist handbreit von der Brust entfernt.
- Halten Sie die Position einen Moment.
- Dann langsam den Oberkörper wieder zum Boden sinken lassen.
- 10-mal wiederholen. (s: 3-mal, g: häufiger)

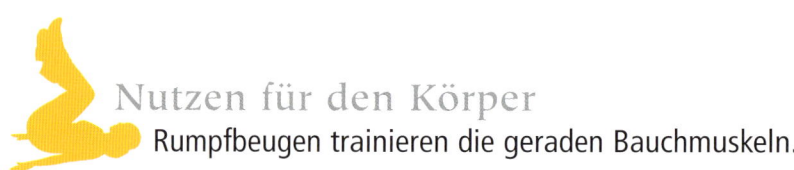

Nutzen für den Körper
Rumpfbeugen trainieren die geraden Bauchmuskeln.

15. Übung: Gestreckte Rumpfbeuge

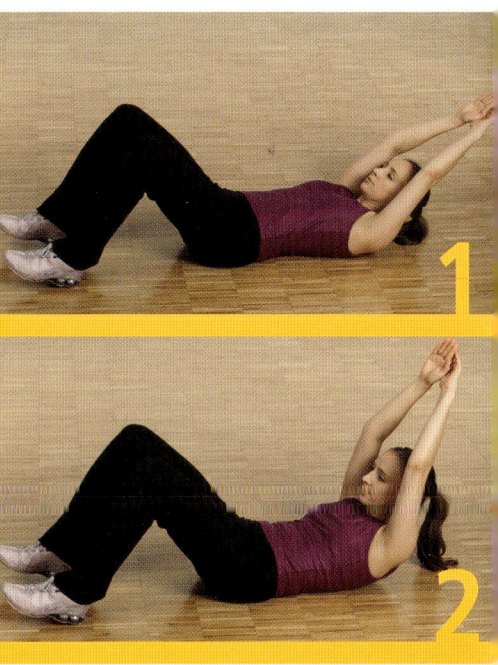

- Rückenlage mit angewinkelten Beinen wie in der Übung zuvor.
- Die Arme werden gerade nach hinten gestreckt, die Hände sind übereinandergelegt.
- Ziehen Sie den Oberkörper wieder nach oben, indem Sie die Bauchmuskeln anspannen.
- Die Hände aneinanderpressen und anspannen.
- Kurz in der Position verweilen.
- Dann die Position wieder auflösen.
- 5-mal wiederholen.

16. Übung: Schräge Rumpfbeuge

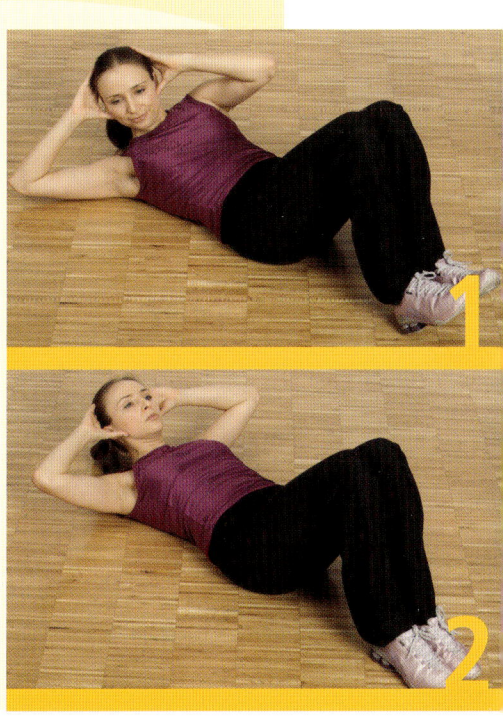

- Rückenlage mit angewinkelten Beinen wie zuvor.
- Zur Verstärkung der Übung nur die Fersen gegen den Boden stemmen.
- Die Hände sind hinter dem Kopf im Nacken verschränkt.
- Die Ellbogen zeigen nach außen.
- Die Bauchmuskeln anspannen.
- Ziehen Sie den Oberkörper schräg zur rechten Seite hoch, bis die Schultern nicht mehr auf dem Boden aufliegen.
- Kurz die Position halten.
- Dann die Position wieder lösen.

- 5-mal wiederholen.
- Danach die Übung zur linken Seite ausführen.
- Wieder 5 Wiederholungen ausführen.

17. Übung:
Überschlagene Rumpfbeuge

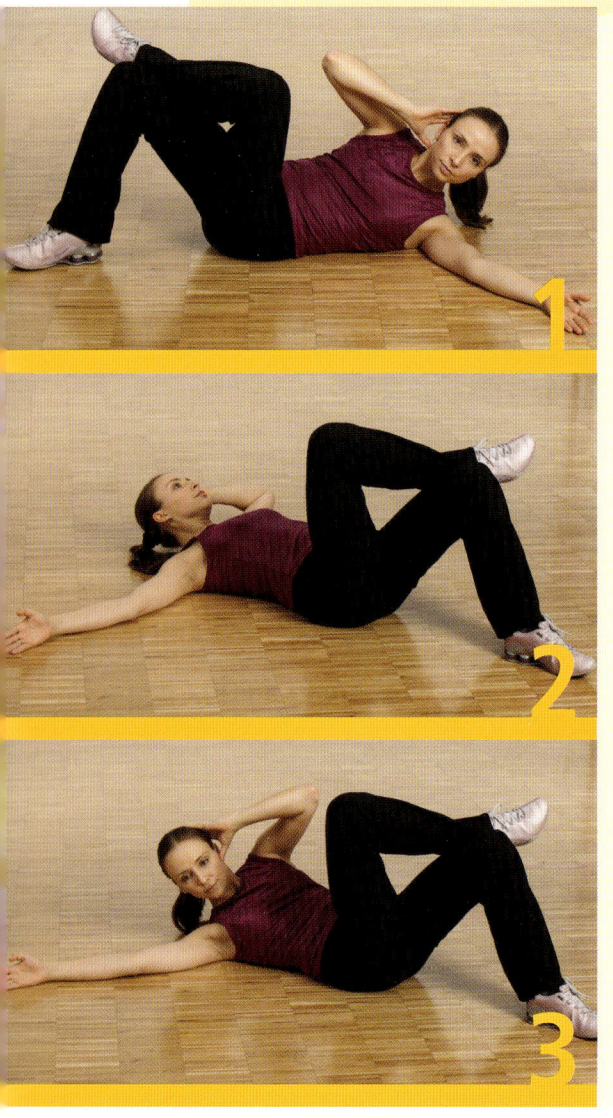

- Rückenlage.
- Das rechte Bein ist aufgestellt, der linke Fuß übergeschlagen.
- Strecken Sie den linken Arm zur Seite aus, die Handfläche weist nach oben.
- Die rechte Hand liegt am Hinterkopf.
- Drücken Sie den Kopf gegen die rechte Hand, spannen Sie die Bauchmuskeln an.
- Ziehen Sie den Oberkörper diagonal zum linken Knie, bis die rechte Schulter sich vom Boden hebt.
- Das Becken bleibt dabei fest am Boden.

- Kurz die Position halten.
- Die Position lösen.
- 5-mal wiederholen.
- Dann die Übung zur anderen Seite ausführen, 5-mal wiederholen.

18. Übung: Gespreizter Sit-up

- Rückenlage.
- Die Beine sind nach oben gestreckt.
- Spreizen Sie Ihre Beine, so weit es Ihnen möglich ist.
- Die Fußspitzen werden dabei Richtung Knie gezogen.
- Strecken Sie die Arme nach vorne zwischen die Oberschenkel, die Hände liegen nebeneinander.
- Spannen Sie die Bauchmuskeln an, ziehen Sie sich hoch, bis sich die Schultern vom Boden lösen.
- Dann wieder zurücksinken, die Position lösen.
- 10-mal wiederholen.

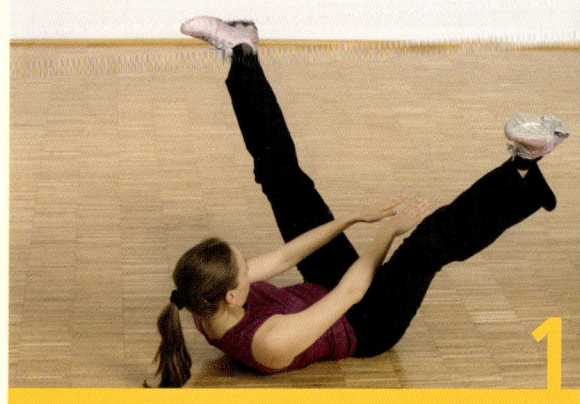

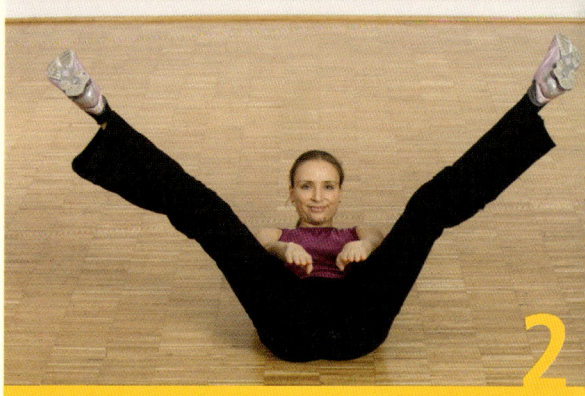

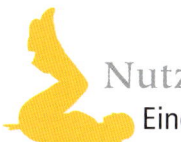

Nutzen für den Körper

Eine starke Kombination für die Stärkung der geraden Bauchmuskulatur und die Dehnung der Beininnenseiten!

19. Übung: Rumpf-Bein-Beuge

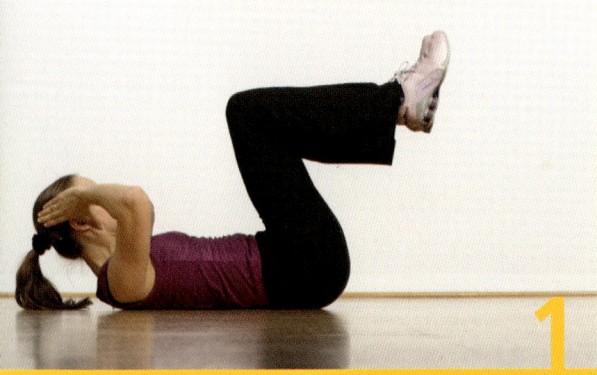

- Rückenlage.
- Legen Sie die Hände seitlich an den Kopf.

- Ziehen Sie nun den Oberkörper schräg nach oben zur rechten Seite, dabei das linke Bein strecken, das rechte Bein anwinkeln, das Knie schräg nach links zum Oberkörper ziehen.
- Ellbogen und Knie berühren sich, wenn möglich.
- Dann wieder in die Ausgangslage zurücksinken.

- 5 Wiederholungen.
- Dann die Seite wechseln.
- Noch einmal 5 Wiederholungen.
- Danach durchatmen und kurz die Bauchmuskulatur entspannen.

20. Übung: Sit-up-Winkel

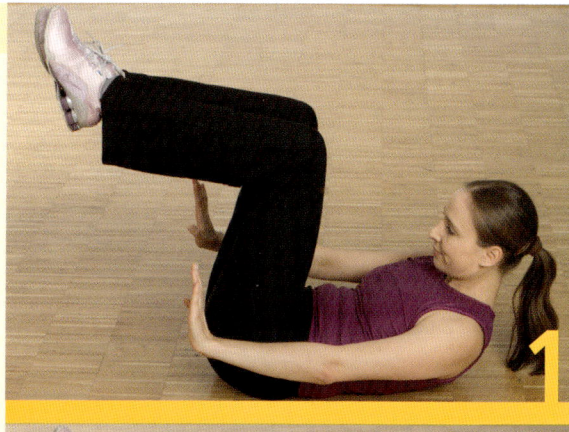

- Rückenlage.

- Die Beine anwinkeln, ziehen Sie sich
  dabei hoch, Kopf und Schultern heben
  sich vom Boden.

- Die Arme werden nach vorne gestreckt,
  die Hände sind angespannt,
  die Fingerspitzen weisen nach oben.

- Wleder zurücksinken.

- 5-mal wiederholen.

- Dann die Übung zur rechten und
  zur linken Seite ausführen,
  jeweils 3 Wiederholungen.

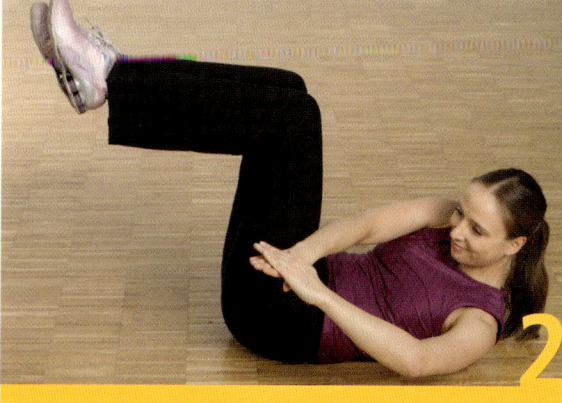

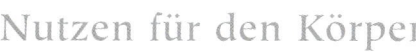

Nutzen für den Körper

Es werden die geraden und schrägen Bauchmuskeln kombiniert
trainiert – eine wirklich starke Leistung!

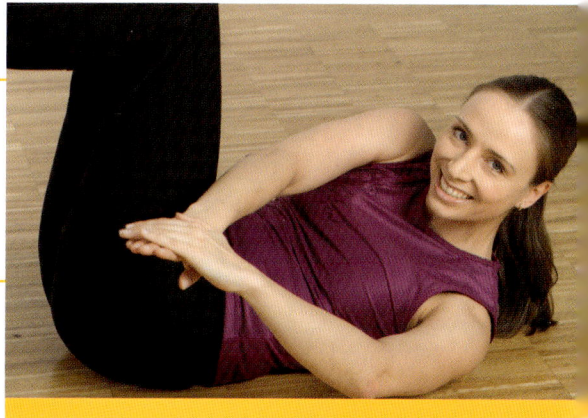

TIPP: Vergessen Sie nicht, zu lächeln!
Atmen Sie nach der Übung tief durch und
entspannen Sie die Bauchmuskulatur.

21. Übung: Gedrehter Sit-up

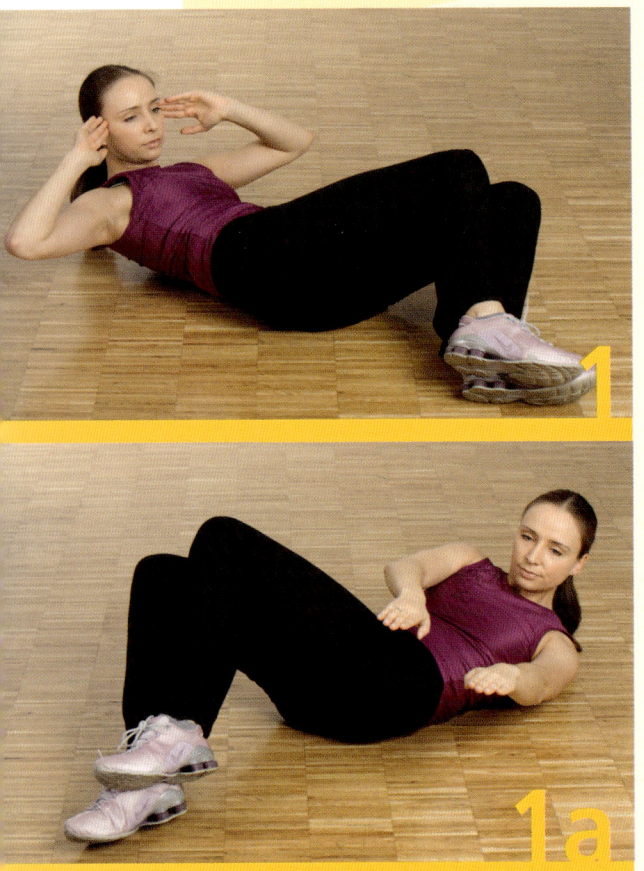

- Rückenlage.
- Die Beine sind angewinkelt, die Füße aufgestellt.
- Lassen Sie die Beine zur linken Seite fallen, bis das linke Knie den Boden fast berührt.
- Die Arme anwinkeln, die Hände an den Kopf führen. (Alternativ dazu die Arme zur rechten Seite nach vorne strecken.)
- Den Oberkörper zur rechten Seite hochziehen.
- Kopf und Schultern heben sich vom Boden.
- Wieder nach unten sinken lassen.
- 5 Wiederholungen.
- Danach die Seite wechseln und wieder 5-mal wiederholen.

22. Übung: Rückenpower

- Legen Sie sich ausgestreckt mit dem Gesicht zum Boden hin.
- Die Arme eng an den Körper anlegen. (Alternativ können die Hände auch zum Kopf geführt werden, die Fingerspitzen berühren dabei die Schläfen.)

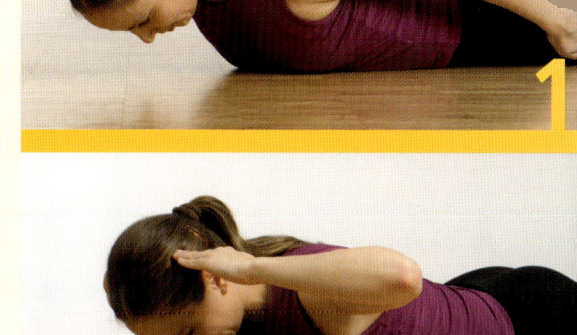

- Jetzt den Oberkörper heben und wieder senken.
- Die Übung fünfmal wiederholen.
- Danach in Rückenlage entspannen.

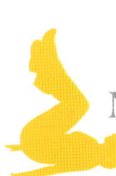

Nutzen für den Körper
Die Übung stärkt die Rücken-, Bauch- und Pomuskulatur.

BBP-AUFBAUTRAINING FÜR GEÜBTE

Die Basisübungen aus dem vorangegangenen Teil sind unschlagbar und sollen durch die schwierigeren Aufbautrainingsübungen ergänzt werden. Die in diesem Teil übernommenen Basisübungen werden nicht nochmals erklärt und abgebildet. Es wird an den entsprechenden Stellen nur die Übungsziffer genannt, um Wiederholung zu vermeiden.
Bei den neuen Übungen des Aufbautrainings erhöht sich die Wiederholungszahl. Aber auch die Basisübungen sollen jetzt weiter gesteigert werden, indem Sie deren angegebene Wiederholungszahl verdoppeln. Vergessen Sie dies nicht, wenn Sie mit dem Aufbautraining beginnen!

ÜBUNGEN IM STEHEN

Beginnen Sie das Aufbautraining mit den Basisübungen 1 und 2. Anschließend:

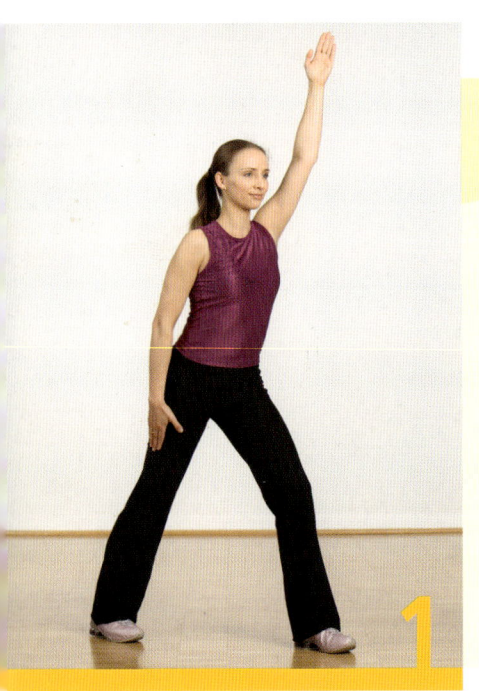

1. Aufbauübung: Flyer

- Stehen Sie gerade.
- Stellen Sie das rechte Bein nach hinten.
- Das Gewicht ist gleichmäßig auf beide Beine verteilt.
- Die rechte Hand liegt am Oberschenkel.
- Die linke Hand weit nach oben strecken.

- Bewegen Sie sich langsam aus der Hüfte nach vorne.
- Die Arme jetzt im Wechsel nach vorne und hinten schwingen.
- 15-mal wiederholen.

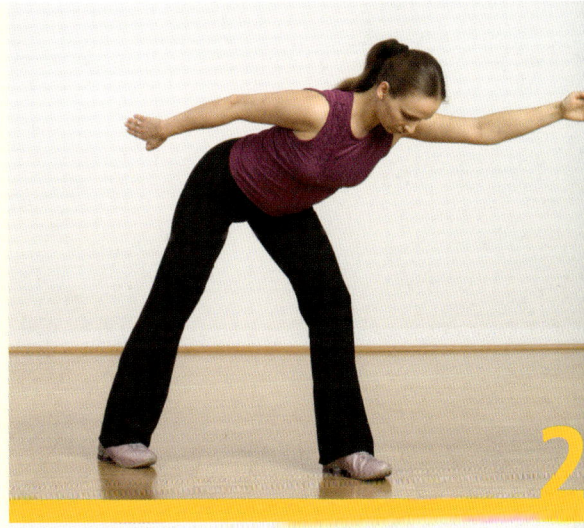

- Dann das Gewicht nur auf das linke Bein verlagern.
- Das rechte Bein nach hinten strecken.
- Die Balance halten.
- Dabei die Arme wieder dynamisch im Wechsel nach vorne und hinten schwingen.
- 15-mal wiederholen.
- Dann zurück in die Ausgangsposition kommen und gerade stehen.

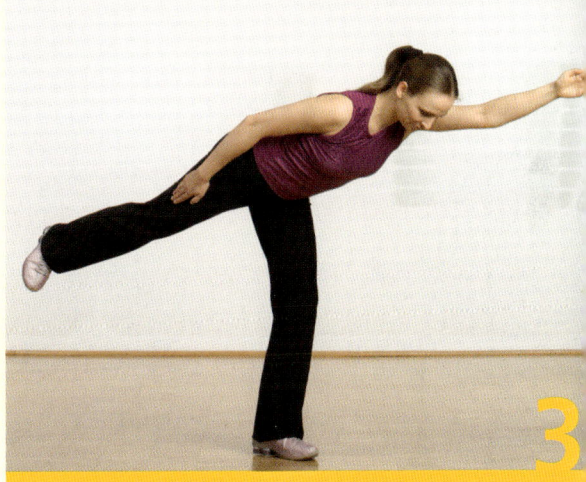

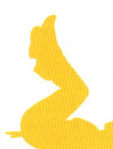 ## Nutzen für den Körper

Die Übung stellt hohe Ansprüche an Ihre Koordinationsfähigkeit. Außerdem werden Bein- und Gesäßmuskulatur trainiert.

> **TIPP:** Sollten Sie bei der Übung aus dem Gleichgewicht kommen, verkleinern Sie den Winkel zwischen gehobenem Bein und Boden, um Ihre Standfestigkeit zu erhöhen.

Fahren Sie mit der 3. bis 8. Übung aus dem Basisprogramm fort. Anschließend:

2. Aufbauübung: Liegestütz oder Push-up

- Setzen Sie die Hände etwa in Schulterbreite auf dem Boden auf.
- Strecken Sie die Beine nach hinten aus, stellen Sie die Fußspitzen auf.
- Spannen Sie den Beckenboden an und stemmen Sie sich hoch.

- Der Kopf bleibt auf einer Linie mit Hals und Rücken.
- Sinken Sie beim Ausatmen in den Liegestütz.
- Beugen Sie die Ellbogen nach außen.
- Strecken Sie die Arme durch, stemmen Sie sich beim Einatmen wieder hoch.
- Wiederholen Sie die Push-ups 10- bis 15-mal.
- Strecken Sie sich anschließend auf dem Boden aus.
- Entspannen Sie einige Atemzüge lang.

Fahren Sie mit der 9. bis 12. Übung aus dem Basisprogramm fort. Anschließend:

3. Aufbauübung: Gestreckte Hüftbrücke

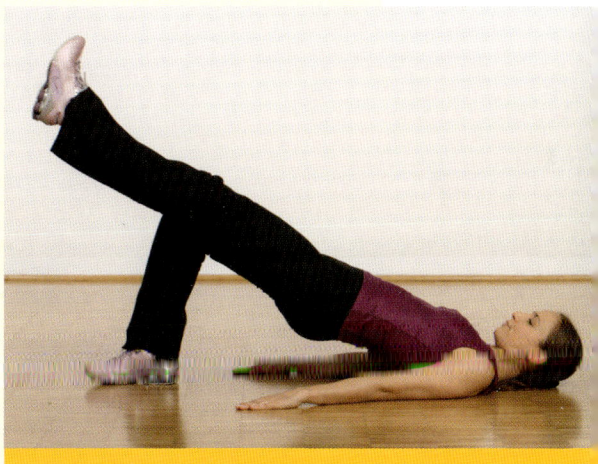

- Rückenlage.
- Die Arme liegen neben dem Körper.
- Die Beine sind angewinkelt, die Füße stehen auf dem Boden.
- Heben Sie jetzt das Becken, strecken Sie das rechte Bein gerade nach vorne.
- Lassen Sie sich mit ausgestrecktem Bein zurück auf den Boden sinken.
- 10-mal wiederholen.
- Dann die Seite wechseln, nochmals 10 Wiederholungen.

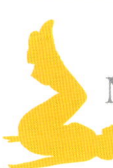

Nutzen für den Körper

Die Übung intensiviert den Effekt für die Bauch- und Beinmuskulatur. Auch Rücken und Po profitieren von der Übung.

Fahren Sie mit der 13. Übung aus dem Basisprogramm fort. Anschließend:

4. Aufbauübung: Winkel-Lift

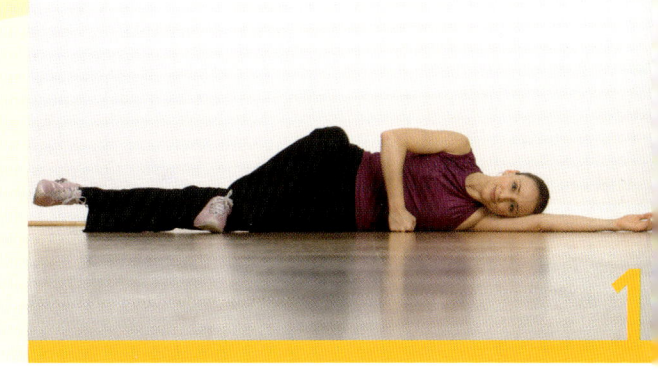

- Seitenlage links.
- Der linke Arm liegt ausgestreckt unter dem Kopf.
- Das rechte Bein nach vorne über das linke schieben, die Fußspitze auf den Boden aufsetzen.

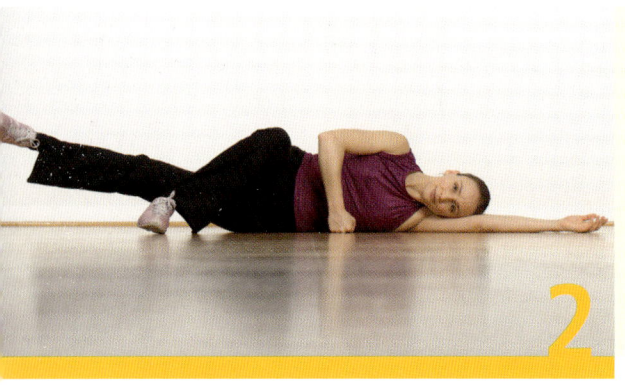

- Nun das linke Bein im Wechsel heben und senken.
- 15 Wiederholungen.
- Dann die Seite wechseln und wieder 15 Wiederholungen ausführen.

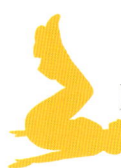

Nutzen für den Körper

Ein wahres Powertraining für die Beininnenseite!

5. Aufbauübung: Seiten-Swing

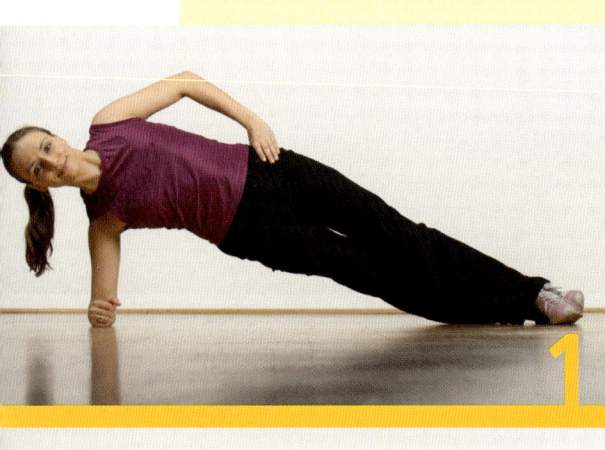

- Seitenlage rechts.
- Die Beine sind gestreckt.
- Die linke Hand in die Hüfte stemmen.
- Stützen Sie sich auf den rechten Unterarm und stemmen Sie sich nach oben.
- Das Becken schwebt über dem Boden.
- Nun im Wechsel das Becken minimal weiter anheben und wieder senken.
- Die Übung 15-mal wiederholen.
- Dann die Übung auch zur anderen Seite mit 15 Wiederholungen ausführen.

6. Aufbauübung: Unterarmstütze

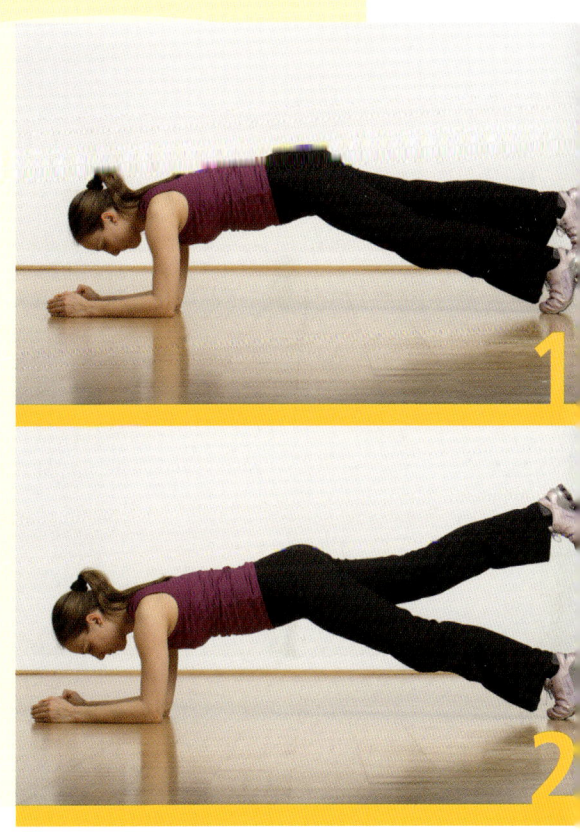

- Bauchlage.
- Beide Unterarme parallel zueinander auf dem Boden aufstützen.
- Die Beine weit nach hinten stellen.
- Stemmen Sie sich nach oben.
- Das Gewicht auf Unterarme und Zehenspitzen verteilen.

- Die Beine abwechselnd gestreckt anheben und wieder senken.
- Die Übung pro Seite 10-mal wiederholen.

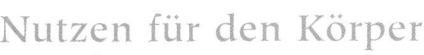

Nutzen für den Körper

Die Übung ist ein Alleskönner, denn sie kräftigt Arme, Schultern, Rücken und trainiert gleichzeitig Bauch, Beine und Po!

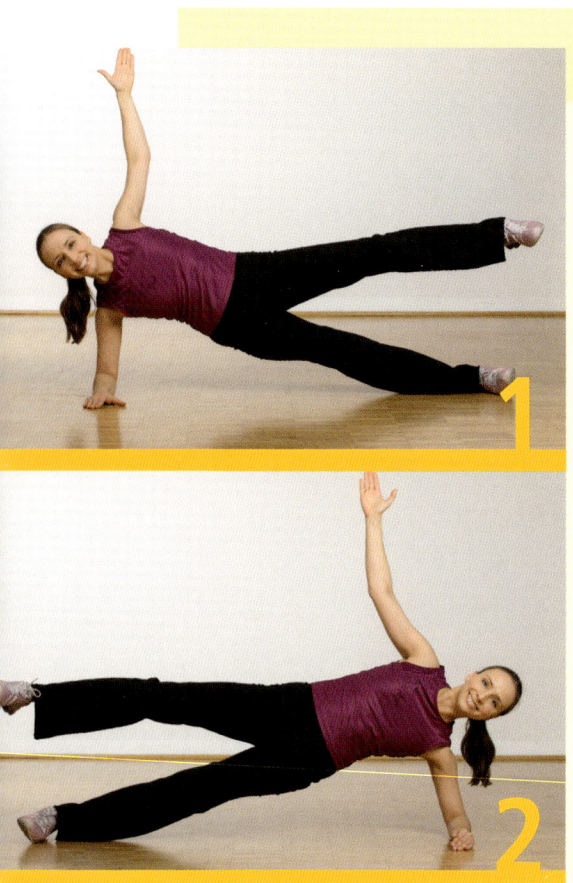

7. Aufbauübung: Körperstütze

- Seitenlage rechts.
- Die Beine sind ausgestreckt.
- Stützen Sie sich auf den rechten Unterarm, stemmen Sie den Körper nach oben, das Gewicht ist auf die untere Fußkante und den Unterarm verteilt.
- Die Körperspannung halten.

- Das linke Bein abspreizen und im Wechsel heben und senken.
- 10 Wiederholungen.
- Dann wieder auf den Boden sinken und kurz entspannen.
- Anschließend die Seite wechseln, 10 Wiederholungen.

Nutzen für den Körper

Die Übung stellt in jeder Hinsicht eine Herausforderung dar: Kraft, Koordination und Beweglichkeit sind gefragt. Dafür ist der Trainingseffekt hoch, denn Bein- und Pomuskulatur werden optimal gestärkt.

8. Aufbauübung: Schmetterling

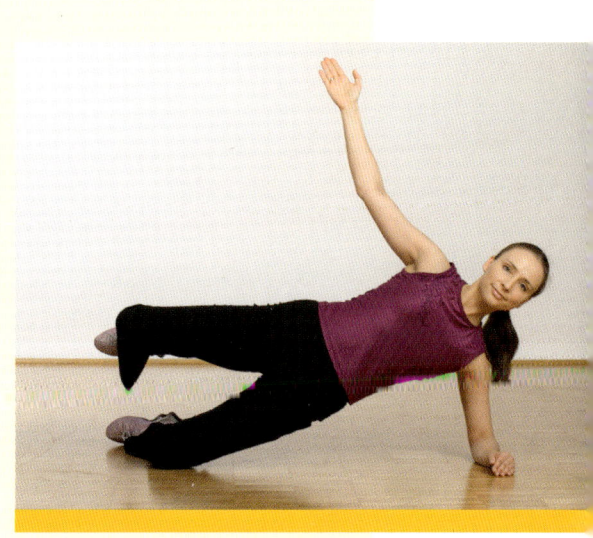

- Seitenlage links. Ausgangsposition wie zuvor bei der »Körperstütze«.
- Das Gewicht auf den linken Unterarm legen.
- Das linke Bein anwinkeln.
- Das rechte Bein ebenfalls anwinkeln und heben.
- Im Wechsel das angewinkelte Bein heben und senken.
- 10 Wiederholungen.
- Die Übung auf der anderen Seite ebenfalls 10-mal wiederholen.

9. Aufbauübung: Schmetterling-Stretch

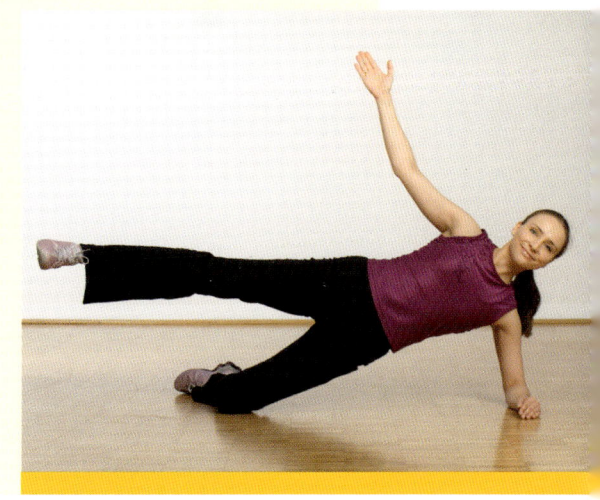

- Seitenlage wie zuvor.
- Ausgangsposition wie zuvor.
- Das linke Bein wird angewinkelt.
- Das rechte Bein wird abgespreizt und gestreckt.
- Dann das Bein heben und senken.
- 10 Wiederholungen.
- Anschließend die Seite wechseln, nochmals 10 Wiederholungen.

Fahren Sie mit den Übungen 14 bis 17 aus dem Basistraining fort.
Anschließend:

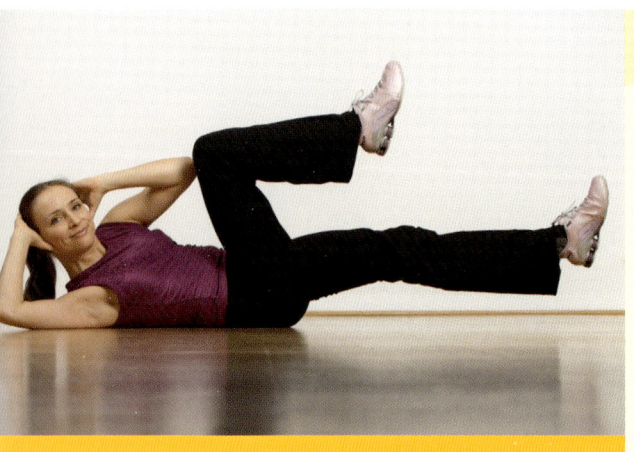

10. Aufbauübung: Sit-up-Bike

- Liegeposition.
- Die Hände zum Kopf führen.
- Die Beine ausstrecken.
- Dann eine schräge Rumpfbeuge
  zur rechten Seite machen,
  dabei das rechte Bein anwinkeln,
  den linken Ellbogen zum Knie
  führen.
- Dann eine schräge Rumpfbeuge nach links ausführen, im Wechsel
  das linke Knie und den rechten Ellbogen zusammenführen.
- Die Übung insgesamt 10-mal wiederholen.

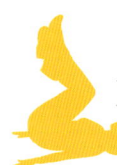

Nutzen für den Körper

Die Übung ist sehr anspruchsvoll und fördert die Koordinationsfähigkeit. Sämtliche Bauchmuskeln werden angesprochen, und
zugleich werden die Arme und Beine trainiert.

Absolvieren Sie nun die restlichen Übungen des Basisprogramms
(Übungen 18 bis 22).
Anschließend:

- Richten Sie sich langsam auf.
- Stellen Sie dazu das rechte Bein auf den Boden.
- Stützen Sie sich mit den Händen am Knie ab.

- Kommen Sie nun in den gebeugten Stand.
- Der Kopf ist nach unten gerichtet.
- Die Füße stehen parallel.
- Richten Sie sich vollständig auf und stehen Sie gerade.

Gönnen Sie sich eine kleine Pause. Atmen Sie tief durch und ruhen Sie sich einen Moment aus. Gehen Sie dann zu den Cool-down-Übungen über oder ergänzen Sie das Training zuvor noch mit den BBP-Übungen mit Stuhl (siehe Mini-Work-out fürs Büro) oder mit Hanteln (siehe Busen-Gym)

BBP-COOL-DOWN: STRETCHING

Stretching bringt fürs Wohlbefinden eine Menge, denn Sie fühlen sich danach wie durchgeknetet und massiert. Ob Sie Fahrrad fahren, laufen, walken oder Bauch, Beine und Po trainieren: Ohne Stretching läuft es nicht. Nach dem Training genießen unsere gekräftigten Muskeln die Dehnungen – Dehnung erhält die Beweglichkeit und entspannt den ganzen Körper.
Die Trainingsdauer und -intensität ist für alle Fitnesslevels (g, m oder s) identisch. Sie sollten sich fürs Cool-down 5 bis 7 Minuten Zeit nehmen. Wichtig ist es, einige Punkte zu beachten, damit auch alles richtig funktioniert:
Nur aufgewärmte Muskeln sollten gedehnt werden, um Verletzungen wie Zerrungen oder Gelenkschäden zu vermeiden. Atmen Sie kontinuierlich tief ein und aus, ohne den Atem anzuhalten. Verweilen Sie ausreichend lange, etwa 10 bis 30 Sekunden, in den einzelnen Positionen, sodass genügend Zeit ist, die Muskeln »lang« zu machen. Sie sollten dabei ein angenehmes Ziehen spüren. Danach lösen Sie langsam die Spannung und lockern die entsprechenden Muskelpartien.

Nutzen für den Körper

Stretching lockert und dehnt beanspruchte Muskulatur. Zudem gibt sanftes Stretching den Muskeln eine bessere Form, mehr Geschmeidigkeit und Harmonie. Das Verletzungsrisiko, einseitige Belastungen oder Schmerzen nach einem anstrengenden Training werden minimiert oder sogar ausgeschlossen. Stretching sorgt zudem dafür, dass wenig gedehnte Muskeln nicht noch mehr verkürzen. Dehnen Sie richtig, wird auch die Qualität der Atmung besser – Sie atmen ruhiger und gleichmäßiger. Zu guter Letzt hat auch die Seele etwas von den Dehnübungen, denn nach der Muskelentspannung fühlen Sie sich ausgeglichener, energetische Blockaden lösen sich, und Sie ruhen in sich selbst.

TIPP: Wer Stretching als eigenständiges Training absolvieren möchte, weil die Flexibilität des Körpers noch gering ist, kann gerne mehr Zeit investieren. Es ist angenehm, beim Cool-down ruhige Musik zu hören, bei der Sie gut entspannen können, denn die sanften Töne relaxen Körper, Geist und Seele.
Atmen Sie tief in den Dehnbereich der Muskulatur hinein. Richten Sie Ihre Aufmerksamkeit auf die entsprechenden Muskelzonen. So können Sie die Wirkung des Stretching noch verbessern, und schon verabschieden sich Verspannungen und Stress!

1. Übung: Dehnung der Beinvorderseite

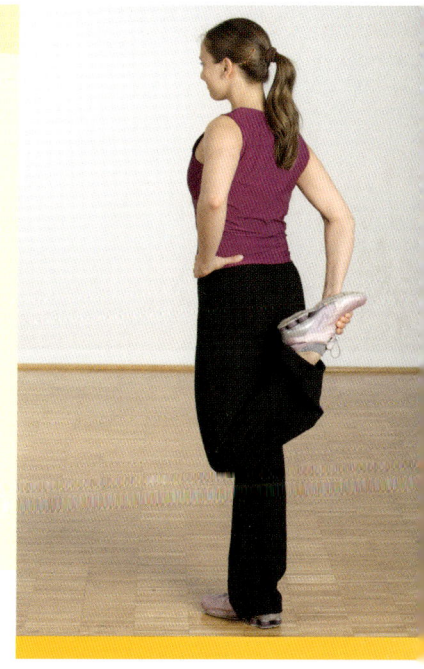

- Im Stehen das linke Bein anwinkeln.

- Mit der rechten Hand (bzw. beiden Händen) den Fuß umfassen.

- Ziehen Sie die Ferse nah an den Po, spüren Sie die Dehnung im vorderen Oberschenkel.

- 10 Sekunden lang die Position halten.

- Dann zur anderen Seite wechseln.

- Ebenfalls 10 Sekunden lang dehnen.

2. Übung: Variante Beinvorderseite

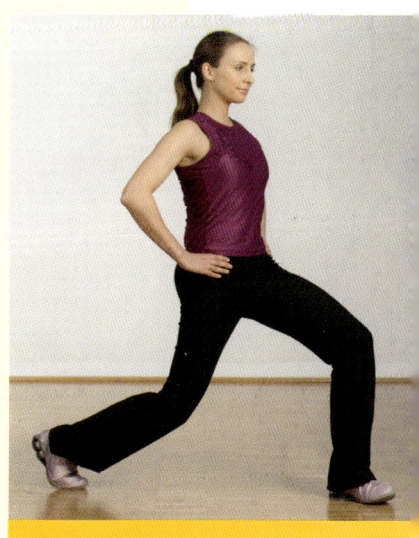

- Machen Sie mit dem linken Bein einen großen Ausfallschritt nach vorne.

- Das linke Knie ist über dem Fußgelenk positioniert.

- Die Hände liegen locker auf der Hüfte.

- Senken Sie nun den rechten Unterschenkel bis kurz über den Boden.

- Das Becken wird nach vorne geschoben, bis Sie ein Ziehen in der rechten Leiste spüren.

- Halten Sie die Position 10 Sekunden.

- Dann die Seite wechseln.

- Wieder 10 Sekunden dehnen.

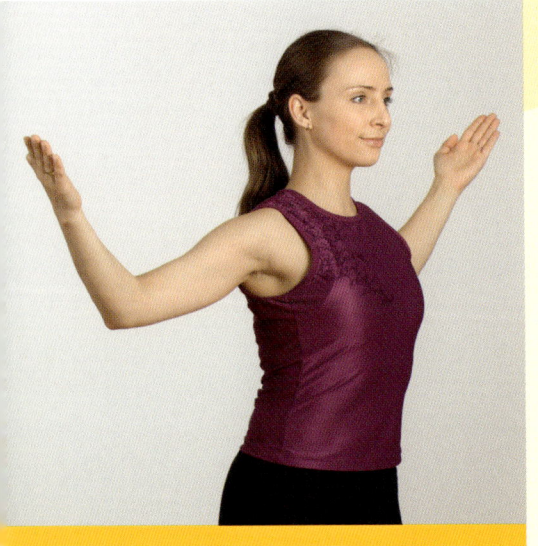

3. Übung: Brustdehnung

- Strecken Sie im Stehen beide Arme seitlich aus.

- Winkeln Sie die Arme an, die Fingerspitzen zeigen nach oben, die Handflächen sind nach außen gerichtet.

- Dehnen Sie die Arme nach hinten.

- Pressen Sie die Schulterblätter zusammen, bis Sie die Dehnung im Brustbereich deutlich wahrnehmen.

- Spannen Sie dabei auch die Handflächen, ohne die Schultern hochzuziehen.

- Atmen Sie tief ein und aus.

- Verweilen Sie 30 Sekunden lang in der Position.

- Dann die Position auflösen.

4. Übung: Brust-, Schulter- und Armdehnung

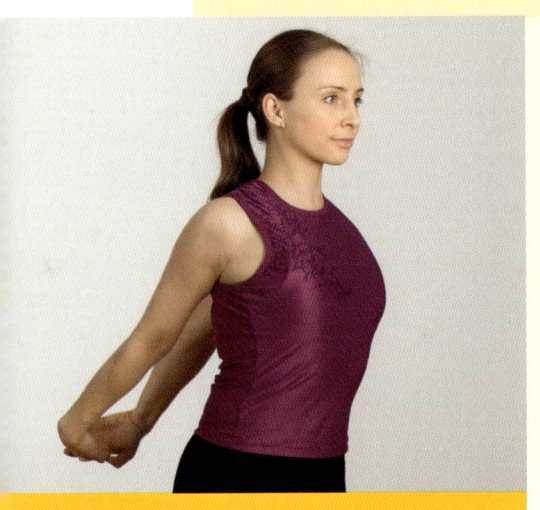

- Stehen Sie gerade.

- Verschränken Sie die Hände hinter dem Rücken.

- Strecken Sie die Arme durch.

- Heben Sie sanft die Hände in die Höhe.

- Atmen Sie dabei tief und bewusst ein und aus.

- Halten Sie die Position 30 Sekunden lang.

- Dann wieder lösen.

5. Übung:
Nacken-, Arm- und Beindehnung

- Beugen Sie die Knie.
- Die Hände liegen auf den Oberschenkeln.
- Drehen Sie dann den Rumpf und die linke Schulter zur rechten Seite.
- Halten Sie 10 Atemzüge lang die Spannung.
- Zur Mitte zurückkommen.

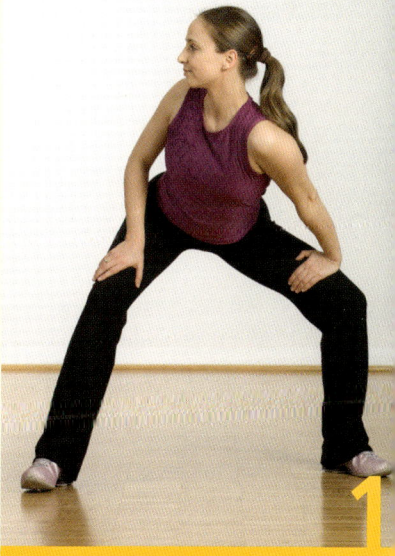

- Im Anschluss die Übung zur anderen Seite ausführen.
- Wieder 10-mal durchatmen.

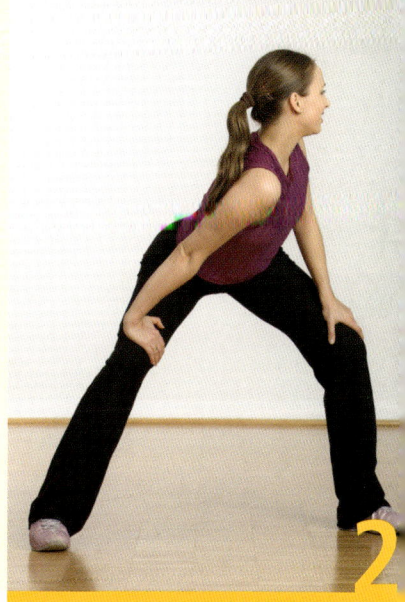

6. Übung: Gebeugte Seitendehnung

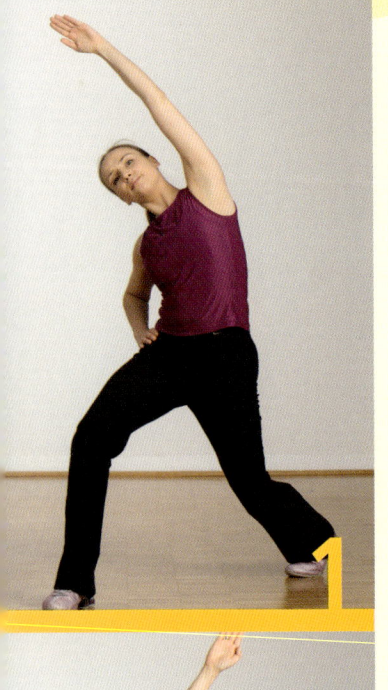

- Stellen Sie den rechten Fuß nach vorne.
- Das linke Bein ist leicht gebeugt und mit der Fußspitze aufgesetzt.
- Den linken Arm hochstrecken, die rechte Hand in die Hüfte stemmen.
- Den Oberkörper nach rechts beugen, in die gedehnte Partie hineinatmen.
- Die Position 10 Sekunden halten.

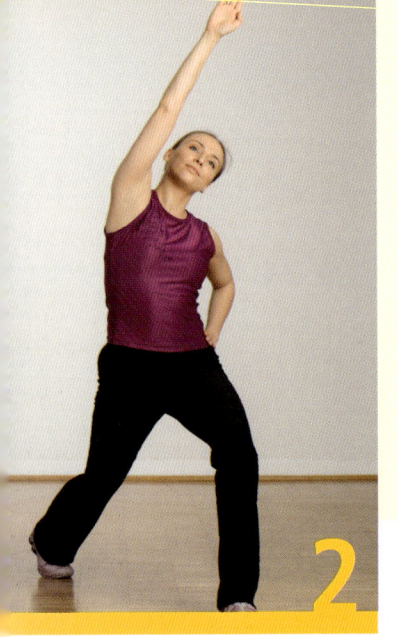

- Dann die Seite wechseln.

7. Übung: Dehnung der Beinrückseite

- Strecken Sie das rechte Bein nach vorne, stellen Sie die Ferse auf.

- Stützen Sie sich mit den Händen auf den Hüften ab.

- Schieben Sie den Po nach hinten, bis die Dehnung deutlich zu spüren ist.

- Halten Sie den Rücken gerade.

- 10 Sekunden lang die Position halten.

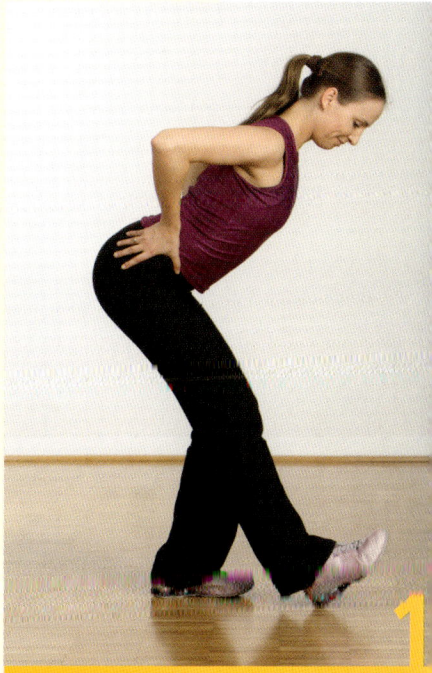

- Dann zur anderen Seite wechseln.

- Ebenfalls 10 Sekunden dehnen.

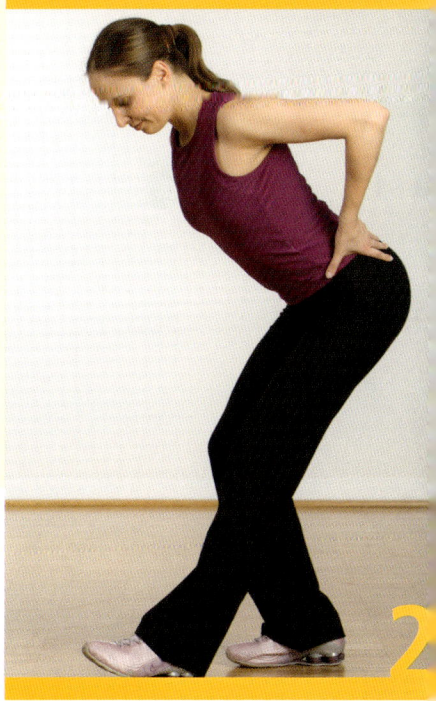

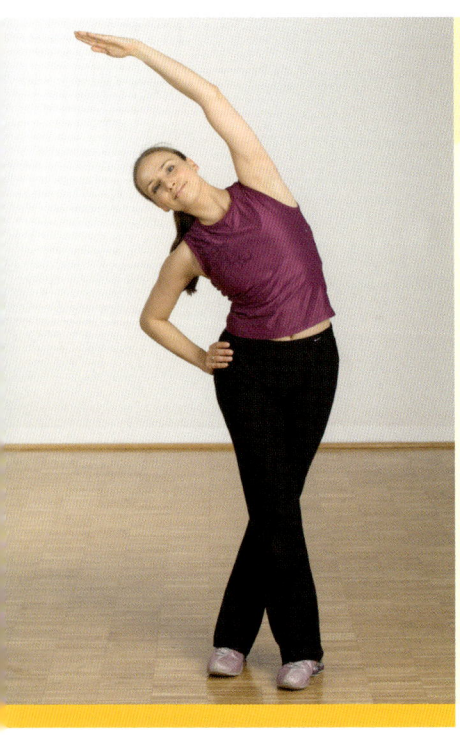

8. Übung:
Gestreckte Seitendehnung

- Kreuzen Sie die Beine, indem Sie den rechten vor den linken Fuß stellen.
- Die rechte Hand wird in die Hüfte gestemmt.
- Der linke Arm wird nach oben gestreckt, der Oberkörper zur rechten Seite gebeugt.
- Dehnen Sie sich ausgiebig zur Seite.
- Tief durchatmen.
- 30 Sekunden lang in der Position verweilen.
- Dann die andere Seite dehnen.

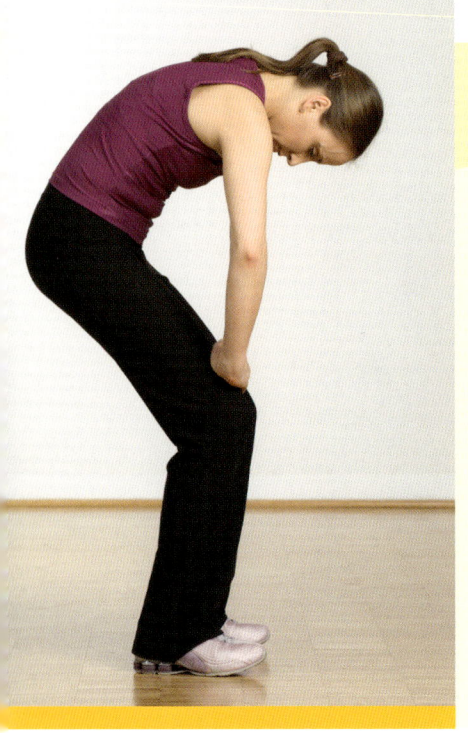

9. Übung: Wirbelrollen

- Stehen Sie gerade.
- Senken Sie den Kopf.
- Die Hände liegen auf den Oberschenkeln.
- Senken Sie den Oberkörper, indem Sie langsam Wirbel für Wirbel von der Hüfte aus abwärtsrollen.
- Atmen Sie dabei aus.
- Dann richten Sie sich langsam wieder auf.
- Ruhig ein- und ausatmen.

TIPP: Setzen oder legen Sie sich kurz hin, spüren Sie in sich hinein und genießen Sie die Entspannung – innere Ruhe gibt Ihnen viel Kraft! Eine erfrischende Dusche oder ein warmes Entspannungsbad mit Ihren Lieblingsessenzen sind im Anschluss an das Work-out genau das Richtige. Die körperliche Anstrengung fällt von Ihnen ab, die Düfte betören Ihre Sinne, und letzte Verspannungen lösen sich – Balsam für Körper, Geist und Seele! Tun Sie auch Ihrer Haut etwas Gutes, indem Sie ein Peeling machen oder eine Körpermaske auftragen, denn auch die Haut hat viel geleistet und während des Trainings regulierend auf die Körperhitze eingewirkt. Eine Feuchtigkeitslotion oder ein Körperöl auf die noch feuchte Haut tun es auch, wenn Sie es eilig haben. Das Resultat wirkt dagegen Stunden nach: Sie fühlen sich pudelwohl, erfrischt und wie neugeboren!

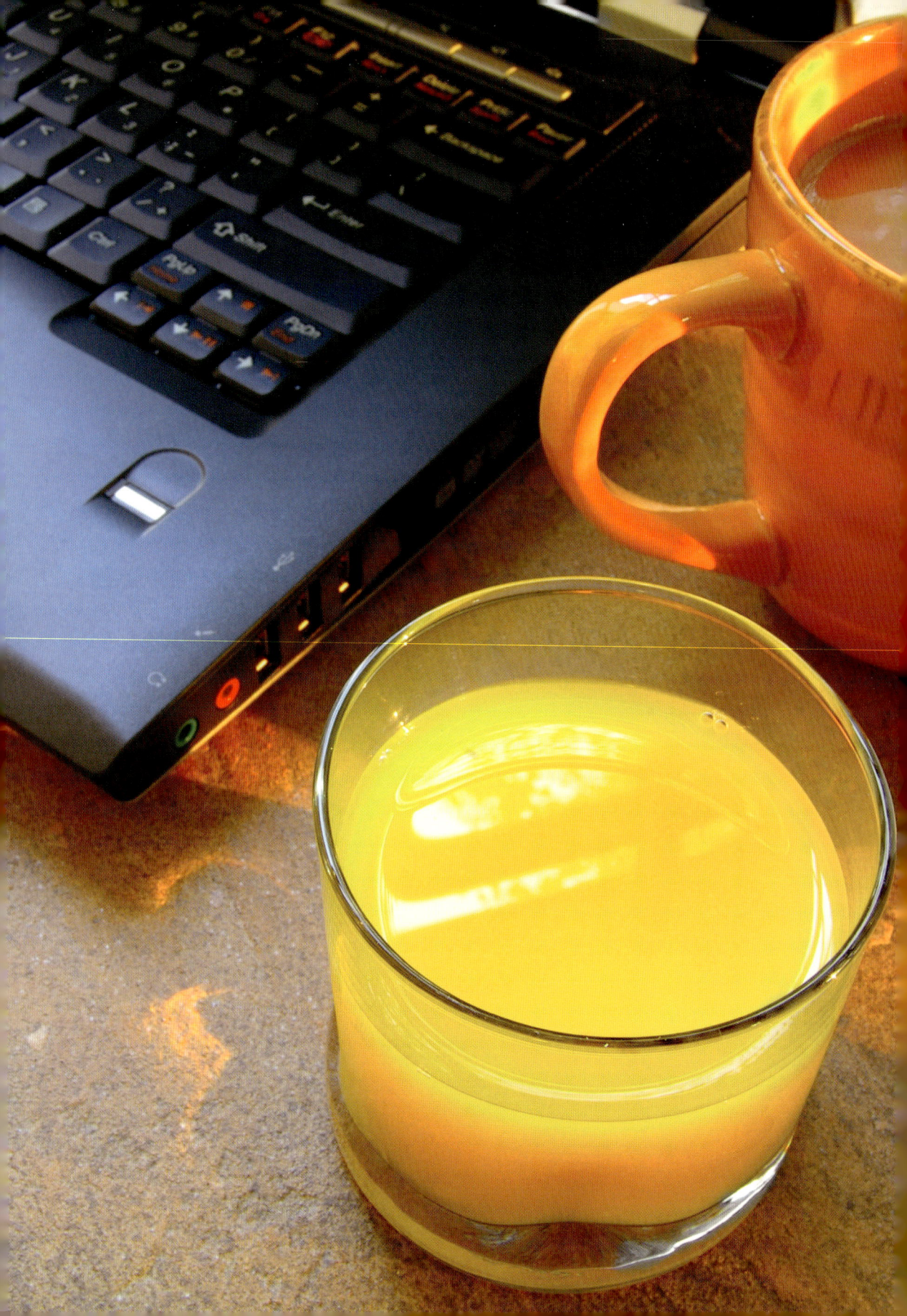

IV.

DIE BBP-SPECIALS

Ob im Auto oder im Büro, auf der Couch oder dem Barhocker: Die Auswirkungen von endlosem Sitzen, aber auch vom Laufen in hochhackigen Schuhen und von übereinander geschlagenen Beinen sind häufig das Ende vom guten Körpergefühl. Klar, Sie haben wenig Zeit für lange Rituale, nur noch eine halbe Stunde bis zum Meeting …

Stressgeplagte Menschen neigen dazu, keine Zeit für die eigene Entspannung oder Body-Fitness einzuplanen – dabei hätten sie diese wirklich nötig! Denn wer will schon gerne geschafft zu einer geschäftlichen Verabredung oder einem privaten Treffen kommen, sich nicht fit fühlen und folglich nicht klar denken können?

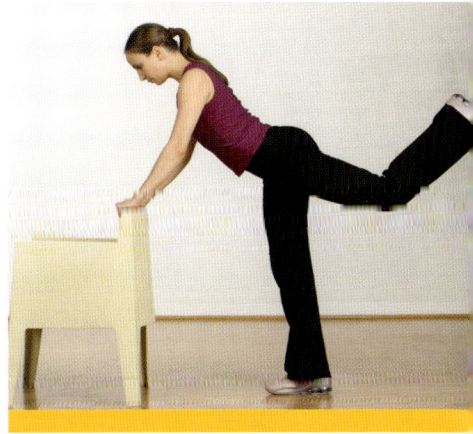

Um Stress, Rückenschmerzen, steifem Nacken und Verspannungen vorzubeugen, ist es nötig, dem Körper zwischendurch etwas Gutes zu gönnen und einen Ausgleich zu schaffen. Doch was tun, wenn die Zeit knapp ist und Ideen für SOS-Fitmacher fehlen? Für derartige Notfälle gibt es Soforthilfe: Das Mini-Work-out für zu kurz gekommene Muskeln – folgen Sie den Anweisungen, und Sie fühlen sich in Kürze wieder fit und energiegeladen!

BBP-MINI-WORK-OUT FÜRS BÜRO

Statt in den Pausen doch nur wieder zu essen oder zu plaudern, können Sie etwas für Ihren Körper tun. Das BBP-Mini-Work-out fürs Büro macht Sie wieder fit. Einige der Übungen kennen Sie bereits. Sie fühlen sich nach kurzer Zeit wohler, können danach wieder besser denken und haben trotzdem noch Zeit für einen Snack. Nicht vergessen: Ein kurzes Warm-up (2 bis 3 Minuten) und anschließendes Stretching (3 Minuten) verhindern Verspannungen, bringen den gesamten Körper in Form und garantieren ein harmonisches Work-out. Ihr Zeitaufwand insgesamt: nur 12 bis 15 Minuten! Wenn es möglich ist, nehmen Sie eine Übungsmatte mit ins Büro. Wenn dort Übungen am Boden nicht machbar sind, konzentrieren Sie sich einfach auf die Übungen mit einem Stuhl.

Für schöne Beine und einen straffen Bauch

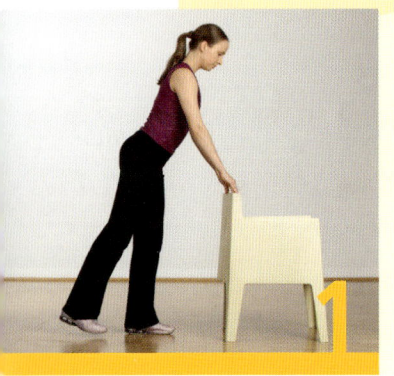

- Stellen Sie sich hinter einen Stuhl, die Füße stehen parallel nebeneinander, stützen Sie sich auf die Rückenlehne.

- Der Oberkörper ist leicht nach vorne gebeugt, der Rücken bleibt gerade.

- Führen Sie das rechte Bein schwungvoll nach hinten, spannen Sie dabei Po- und Bauchmuskeln an.
- Die Fußspitze weist in Richtung Schienbein.

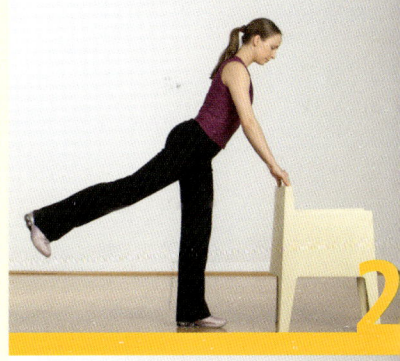

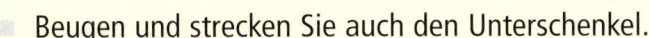

- Beugen und strecken Sie auch den Unterschenkel.
- Ziehen Sie das gebeugte Bein hinab und strecken Sie es wieder hoch.
- Das Becken bleibt dabei fest und ist gerade nach vorne gerichtet.
- Kein Hohlkreuz machen!
- 8-mal pro Bein wiederholen.
- Dann die Beinmuskeln ausschütteln.

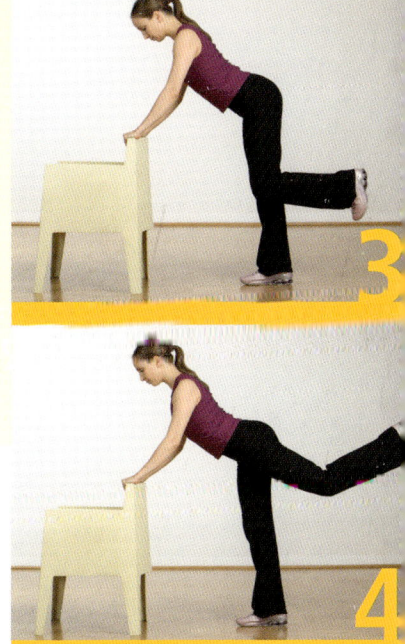

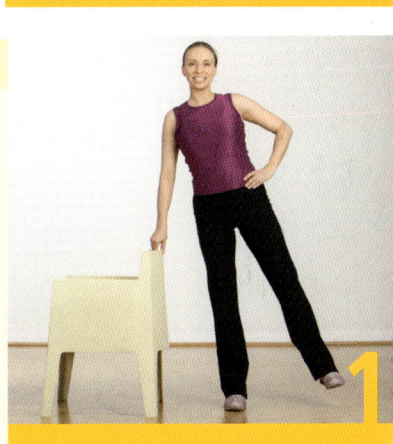

Für Balance und starke Beine

- Benutzen Sie für diese Übung wieder den Stuhl.
- Stützen Sie sich mit der rechten Hand auf der Stuhllehne ab.
- Das Gewicht ganz auf das rechte Bein verlagern.
- Die linke Hand in die Hüfte stemmen.

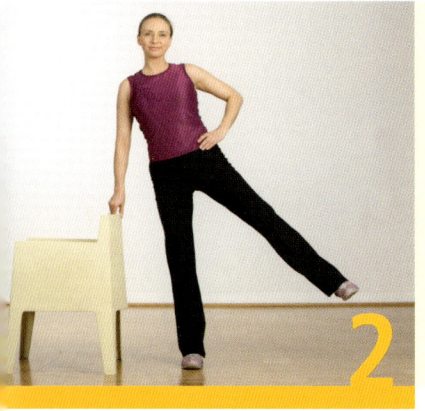

- Das linke Bein vom Körper abspreizen und heben.
- 8-mal wiederholen.
- Dann die Seite wechseln.

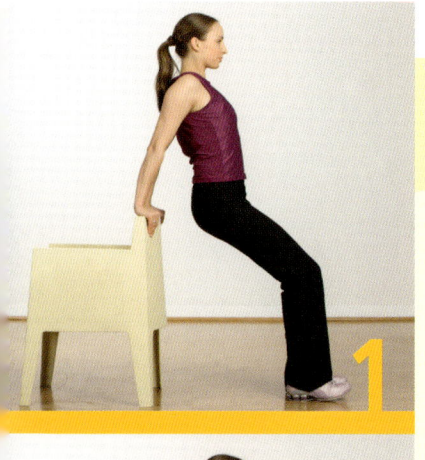

Für Arme, Bauch, Beine und Po

- Stellen Sie sich mit dem Rücken zum Stuhl.
- Die Hände hinten auf die Stuhllehne auflegen.
- Die Füße aneinanderstellen.
- Die Bauchmuskulatur anspannen.

- Lassen Sie sich langsam in die Hocke sinken.
- Dann wieder hochkommen.
- 8-mal im Wechsel in die Hocke absenken und wieder hochkommen.

- Dann wieder in die Hocke gehen.
- Diesmal die Position 10 Atemzüge lang halten.
- Dann wieder hochkommen.
- Die Muskulatur lockern.

Für gute Bauchmuskeln

- Nehmen Sie die Liegeposition ein.
- Strecken Sie die Beine senkrecht nach oben, öffnen Sie die Beine zu den Seiten.
- Heben Sie den Oberkörper, bis sich die Schultern vom Boden lösen.
- Führen Sie dabei die ausgestreckten Arme nach vorne zwischen den Beinen hindurch.
- Spannen Sie die Bauchmuskeln an.
- Ziehen Sie sich noch ein Stückchen höher.
- Dann lösen Sie die Position.
- 3-mal langsam wiederholen.
- Nun die Übung zur Seite ausführen.
- Strecken Sie jetzt die Arme parallel zueinander zur rechten Seite aus.
- Spannen Sie die Bauchmuskeln an.
- Ziehen und lösen.
- 3-mal wiederholen.
- Seitenwechsel und 3-mal wiederholen.

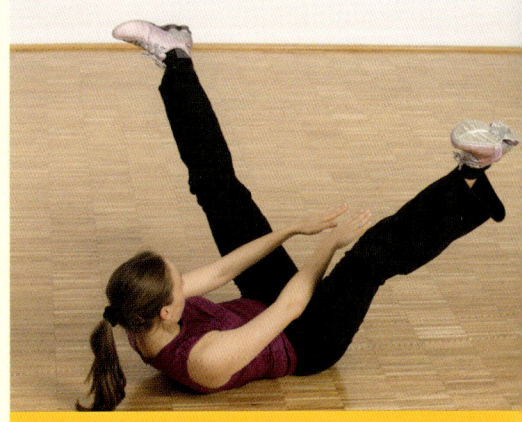

Für eine schlanke Taille

- Seitenlage mit ausgestreckten Beinen, der Körper bildet eine Gerade.
- Stützen Sie sich auf den rechten Unterarm.

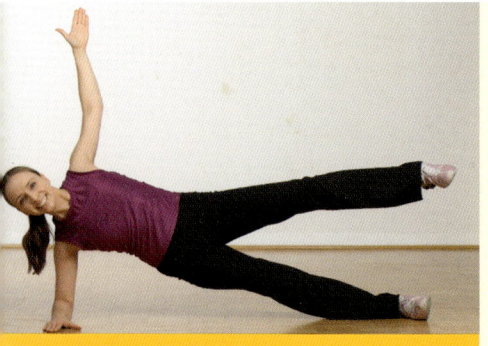

- Spannen Sie die Körpermuskulatur so intensiv an, dass Sie Hüfte und Beine vom Boden abheben können.

- Das Gewicht liegt nur noch auf der Außenkante des Fußes und auf dem angewinkelten Unterarm.

- Kurz halten und dann wieder absenken.

- 4-mal wiederholen.

- Seitenwechsel.

- 4-mal wiederholen.

- Stehen Sie nun auf und strecken Sie sich noch einmal, sodass die Bauchmuskeln gut gedehnt werden. Lockern Sie dann Arme und Beine.

Zum Entspannen setzen Sie sich anschließend 30 bis 60 Sekunden lang hin, schließen die Augen und atmen tief in den Bauch hinein. Lassen Sie die Schultern dabei hängen und lockern Sie die Kiefermuskeln. So banal das klingt – genießen Sie eine Minute lang bewusst den Luxus, nichts tun zu müssen: Das wirkt Wunder! Natürlich nur, wenn Sie dabei nicht schon wieder an das nächste Meeting denken …

BBP-BUSEN-GYM

Muskeln an Brust, Rücken und Hals halten den Busen in Form. Wer ständig mit einem runden Rücken, eingefallenen Schultern und einem eingezogenen Kopf herumläuft, riskiert einen Hängebusen, denn eine schlechte Körperhaltung ist der Feind eines schönen Busens und gepflegten Dekolletés. Also: Brust raus, Kopf hoch, dabei die Schultern zurückrollen, ohne sie zu verspannen!
Ein kurzes, einfaches Training von nur 1 bis 3 Übungen mit leichten Hanteln (0,5 bis 1 kg pro Seite) zur Stärkung der Brustmuskulatur ist

ausgesprochen angenehm und hat einen positiven Nebeneffekt: Die Lunge wird gedehnt und die Atmung intensiviert.

Die hier vorgestellten Hantelübungen sind besonders wirksam, denn sie sprechen auch die angrenzenden Partien der Brustmuskeln an und stärken gleichzeitig den Rücken und die Oberarme. Wenn Muskeln optimal zusammenspielen, sind auch die Körperbewegungen harmonisch! Einseitige Belastungen (wie etwa das nach vorne gebeugte Sitzen am Computer) führen zu einer sichtbar schlechten Haltung und schränken die Flexibilität des Bewegungsapparates von Schultern und Armen ein. Ein großer Vorteil der Hanteln ist es, dass sie helfen, diese Spannungen schnell wieder zu lösen. Durch ein regelmäßiges Training mit den Hanteln kann man den Muskelumfang gezielt verändern. Sie können Ihre Formen mit Hanteln selbst modellieren: Kleine Hanteln und eine hohe Wiederholungszahl bewirken eine Muskelstraffung, größere Hanteln dagegen einen stärkeren Muskelaufbau.

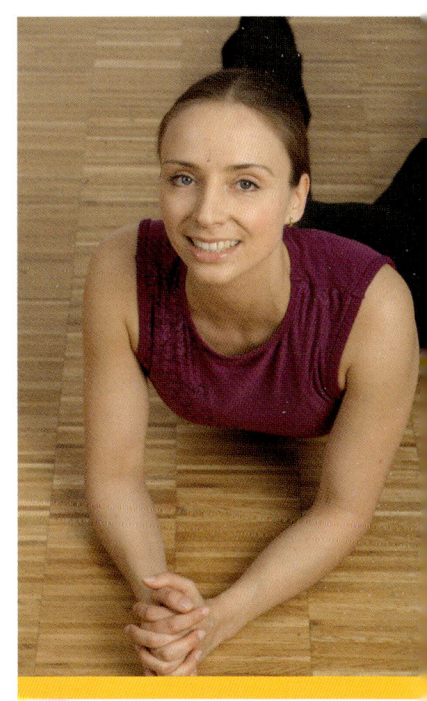

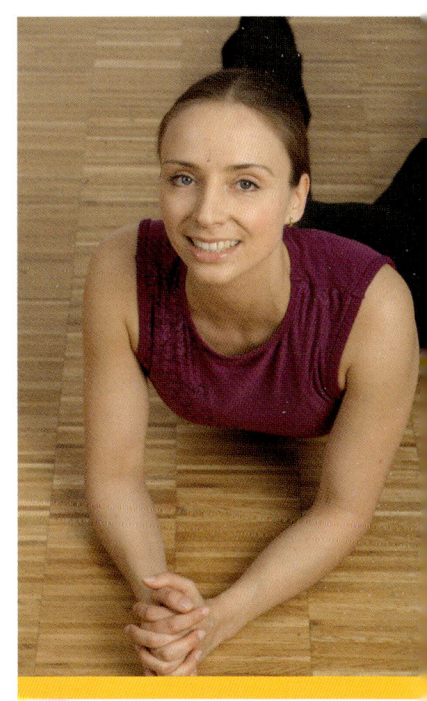
Nutzen für den Körper

Brustmuskulatur und Arme werden gestärkt, der Brustkorb weitet sich, und das Gewebe rund um den Busen strafft sich. Die größere Leistungsfähigkeit der Brustmuskulatur wirkt sich auch positiv auf das Herz-Kreislauf-System, auf Herzfrequenz und Blutdruck aus. Denn Sauerstoffversorgung und Durchblutung werden verbessert, und bald haben Sie ein ganz neues Körpergefühl und Selbstbewusstsein. Ihre Haltung ändert sich, und das macht gute Laune!

TIPP: Das Hanteltraining ist so konzipiert, dass es nur ca. 5 Minuten dauert. Praktizieren Sie es immer wieder zwischendurch, im Stehen, Liegen oder Sitzen, als eigenständiges Training. Erhöhen Sie gegebenenfalls die Wiederholungszahl der Übungen oder führen Sie die Bewegungen bewusst sehr langsam aus. Pausieren Sie kurz zwischen den einzelnen Sätzen.

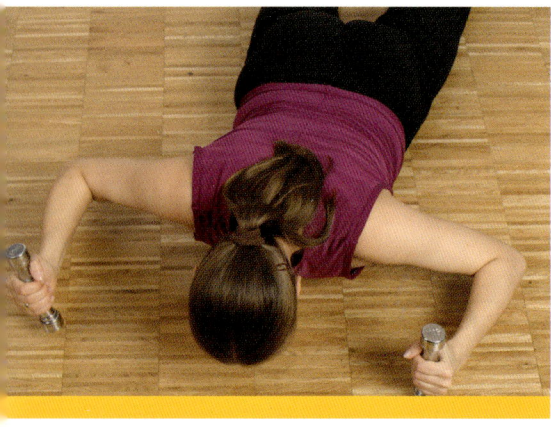

Hantel-Trainingsregeln

- Fassen Sie die Hanteln so, dass vier Finger oben und der Daumen von unten um die Mitte greifen.

- Achten Sie darauf, die Handgelenke gestreckt zu halten und sie nicht abknicken zu lassen. Fällt Ihnen das schwer, steigen Sie auf leichtere Hanteln um.

- Halten Sie die Ellbogen leicht gebeugt und vermeiden Sie, die Gelenke ganz durchzustrecken.

- Spüren Sie die angesprochenen Muskeln, dann führen Sie die Bewegung richtig aus.

- Beginnen Sie immer mit leichten Handgewichten und steigern Sie das Gewicht erst, wenn Sie die Übungen beherrschen.

1. Übung für einen schönen Busen

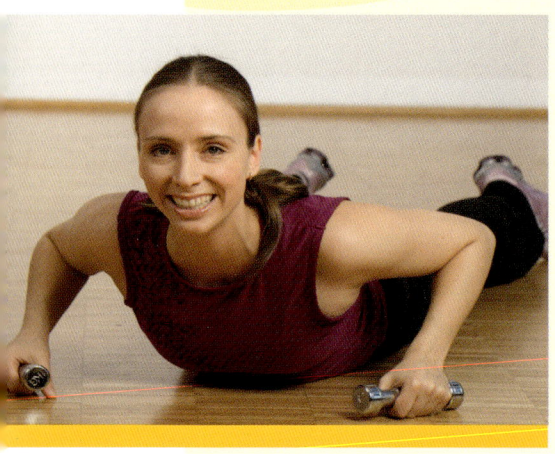

- Nehmen Sie zwei leichte Hanteln zur Hand.

- Legen Sie sich entspannt auf den Bauch.

- Strecken Sie die Beine nach hinten aus.

- Bekommen Sie zunächst ein Gefühl für die Gewichte: Heben Sie hierzu die Hanteln mit angewinkelten Armen an und legen Sie die Gewichte dann wieder ab.

- Vergrößern Sie den Abstand zum Boden jedes Mal ein bisschen.

2. Busen-Gym-Übung

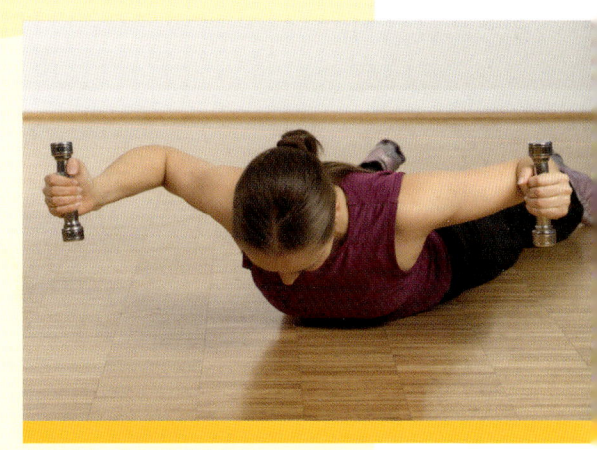

- Liegeposition.
- Die Arme seitlich anwinkeln.
- Die Hanteln mittig umfassen,
  die Handgelenke gerade halten.
- Den Oberkörper nun anheben,
  die Bauchmuskulatur dabei spannen.
- Die Position 3 Atemzüge lang halten.
- Dann die Spannung lösen, den Oberkörper
  zum Boden sinken lassen.
- Die Hanteln auf den Boden auflegen.

3. Übung für ein schönes Dekolleté

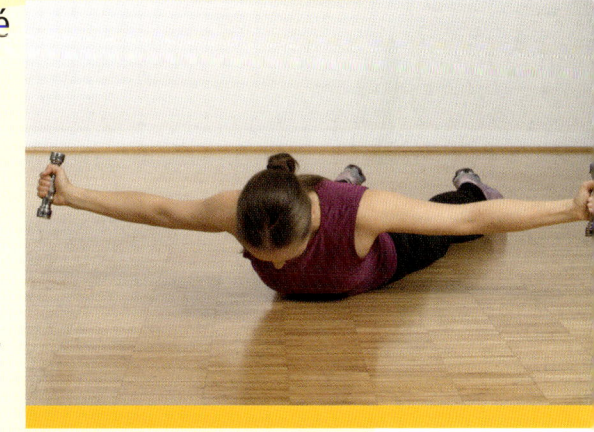

- Liegeposition.
- Die Übung wie zuvor ausführen.
- Die Arme anwinkeln.
- Den Oberkörper heben.
- Diesmal die Arme zur Seite ausstrecken.
- Die Position 3 Atemzüge lang halten.
- Dann den Oberkörper senken und
  die Arme anwinkeln.
- Die Hanteln auf den Boden auflegen.

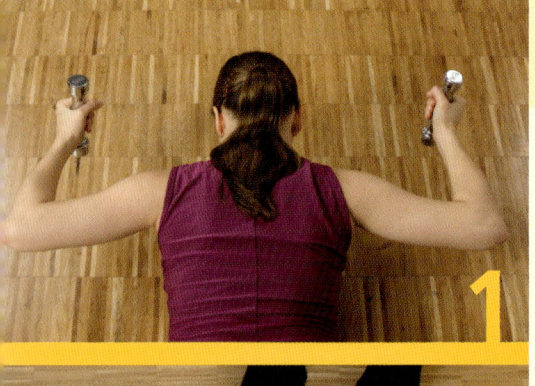

4. Übung für einen starken Busen

- Liegeposition wie zuvor.
- Heben Sie den Oberkörper vom Boden ab.

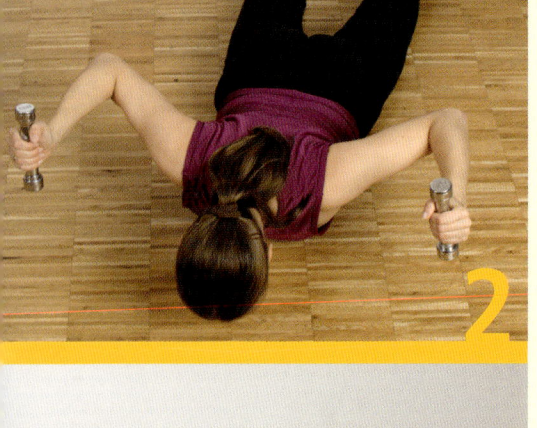

- Die Arme anwinkeln, die Hanteln einwärtsdrehen und gerade halten.

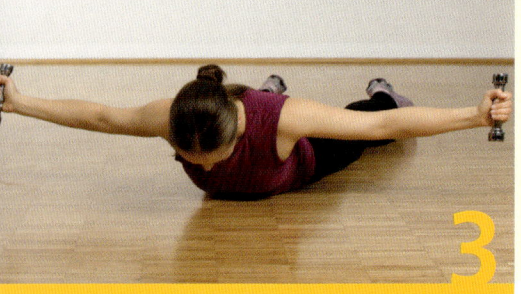

- Nun die Arme langsam beugen und zur Seite strecken.
- Die Übung im Wechsel 8-mal wiederholen.
- Dabei auf eine regelmäßige Atmung achten.

TIPP: Halten Sie beim Üben keinesfalls die Luft an und verspannen Sie die Rückenmuskulatur nicht. Die Kraft kommt allein aus Ihren Bauchmuskeln. Wenn Sie die Übungen beherrschen, sollten Sie die Wiederholungszahl steigern, um so noch bessere Ergebnisse zu erzielen.

Sie können die Hantelübungen auch im Stehen durchführen. Nehmen Sie in jede Hand eine Hantel, die Handgelenke dabei gerade halten. Achten Sie auf die Grundspannung, atmen Sie tief in den Bauch. Alle Bewegungen werden kraftvoll und konzentriert ausgeführt.

- Schwungvoll die Arme seitlich bis auf Schulterhöhe anheben.
- Die Ellbogen bleiben leicht gebeugt.
- Der Oberkörper ist aufgerichtet.
- Halten Sie die Hanteln gerade.
- Zählen Sie bis 8 und halten Sie dabei die Spannung.
- Anschließend führen Sie die Arme wieder nach unten.
- Im Wechsel die Arme 20-mal zur Seite und nach unten führen.

Eine weitere Variante:
- Strecken Sie die Arme seitlich in Schulterhöhe aus, winkeln Sie die Arme an und halten Sie die Hanteln nach oben.
- Anschließend führen Sie die Ellbogen nach vorne, bis die Unterarme vor dem Brustkorb parallel zueinander stehen.
- Ziehen Sie die Arme danach wieder zur Seite, die Spannung wird dabei gehalten.

Sollten Sie keine Hanteln zur Hand haben, können Sie auch mit einem kleinen Ball üben, der vorne auf Brusthöhe zwischen den Händen zusammengepresst und dann wieder losgelassen wird. Die angewinkelten Ellbogen sind dabei angehoben und zeigen zu den Seiten.
Auch ohne Ball funktioniert das Mini-Lifting, indem Sie die Hände vorne vor der Brust zusammenlegen und gegeneinanderdrücken. Halten Sie die Spannung 10 Sekunden lang. Dann wieder loslassen und die Übung 10-mal wiederholen.

Seien Sie kreativ und entwickeln Sie eigene Übungsideen für die Brustregion. Doch achten Sie darauf, die Arme nicht zu überdehnen!

Die alten Tricks zur Pflege von Dekolleté und Busen funktionieren immer noch am besten: Kalte Duschen als Energiekick für die Brust wirken super, auch kalte Kompressen oder eine Abreibung mit Eiswürfeln sorgen für Gebewebestraffung, denn der Temperaturreiz regt die Blutzirkulation an. Die zarte Haut am Hals ist dünner als die Gesichtshaut und braucht daher besondere Pflege und Aufmerksamkeit, denn sie geht in das Dekolleté über und trägt den Busen mit.

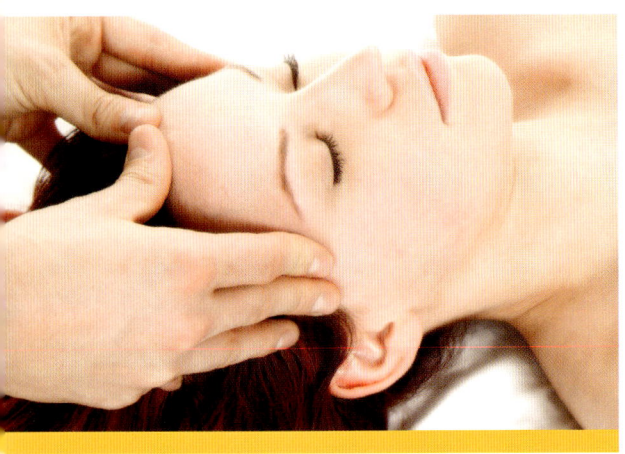

Nehmen Sie sich einmal pro Woche Zeit für ein Peeling, um die Haut an Hals und Dekolleté von Hornschüppchen zu befreien. Enzyme, feine Schleifkörnchen oder Fruchtessenzen helfen dabei kräftig mit. Auch ein Kamillendampfbad oder Meersalzkompressen reinigen die verführerische Zone und bereiten sie auf spezielle Anwendungen vor. Anschließend tragen Sie eine Bodylotion oder spezielle Pflegeprodukte auf, die straffend und Feuchtigkeit spendend wirken. Werden Dekolleté und Busen der Sonne ausgesetzt, sollte man stets einen mittleren bis hohen Lichtschutzfaktor (15 bis 30) wählen! Gönnen Sie sich ab und zu eine Ampullenkur, die mit Pflanzenextrakten das Gewebe festigt. Auch Masken oder warme Ölwickel mit Jojoba- oder Mandelöl bügeln kleine Knitterfältchen aus.

TIPP: Frauen, die sich regelmäßig bewegen, können ihr Brustkrebsrisiko verringern! Wissenschaftler haben im Rahmen von Brustkrebsstudien nach Risikofaktoren gefahndet. Ergebnis: Aktive Frauen waren um 30 bis 40 % weniger gefährdet als Trainingsmuffel. Die Empfehlung der Wissenschaftler lautet, mindestens 2 bis 3 Stunden pro Woche fürs Training einzuplanen.

BBP-ANTI-CELLULITE-MASSNAHMEN

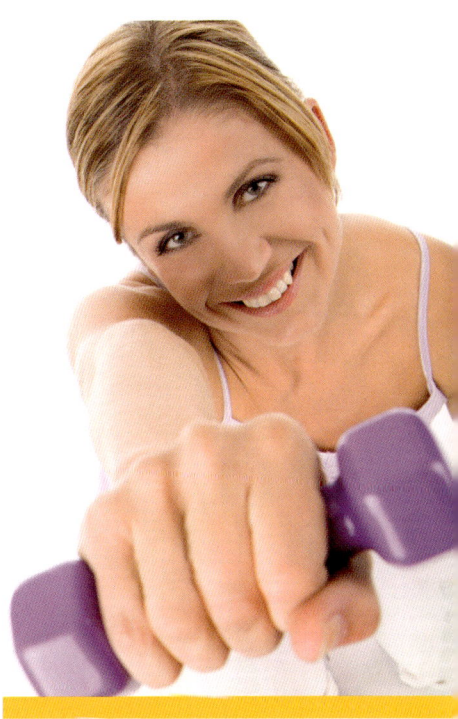

Das Bindegewebe liegt unterhalb der Haut zwischen Muskel- und Fettgewebe und bildet dort ein Netz aus elastischen Fasern. Die Festigkeit dieses Gewebes ist nicht nur genetisch bedingt, sondern unterliegt aktuellen körperlichen Ereignissen wie Schwangerschaft oder häufigem Auf und Ab des Gewichts, was oftmals sichtbare Dehnungsstreifen an Bauch, Po und Beinen zur Folge hat. Wenn durch übermäßiges Essen die Fettzellen prall gefüllt sind, drücken sie gegen die Haut, und Cellulite, die sogenannte »Orangenhaut«, entsteht, denn das Unterhautfettgewebe weigert sich hartnäckig, das Fett wieder aus den Zellen zu entlassen. Auch Veränderungen im Hormonhaushalt der Frau wie Schwangerschaft, Stillzeit und Wechseljahre können die Entstehung der unschönen Dellen begünstigen. Hinzu kommt die Einnahme von künstlichen Hormonen wie der Anti-Baby-Pille, die hormonelles Ungleichgewicht fördern können.
Nur eine Mehrfach-Strategie kann gegen Cellulite etwas ausrichten: reichlich Bewegung, die wie eine Lymphdrainage wirkt, gezielte Ernährung mit Nährstoffen, die die Fettverbrennung im Körper unterstützen, und optimale Hautpflege!

POWERPROGRAMM GEGEN ORANGENHAUT

Viele Frauen, vor allem diejenigen mit ausgeprägten weiblichen Formen, leiden unter der häufig als sehr unattraktiv empfundenen Orangenhaut. Zugegeben – sie ist nicht gerade schön. Wenn Sie die lästigen Dellen bekämpfen wollen, müssen Sie aktiv werden, denn vielversprechende Cremes allein bringen gar nichts. Sie durchdringen kaum die Hautbarriere, und ein »straffender Effekt« hält meist nur vorübergehend an. Auf dem Beautymarkt wird mittlerweile eine Reihe unterschiedlicher Strategien gegen das Cellulite-Phänomen angeboten, die jedoch oft recht teuer und selten effektiv sind.

Nur regelmäßiges Training, sanfter Muskelaufbau und Fettreduktion auf dem Speiseplan, eventuell in Kombination mit Spezialpräparaten wie Ölen, Algen, Cremes usw., versprechen Erfolg, wenn die unliebsamen Dellen unter der Haut verschwinden sollen. Zudem können Lymphdrainagen, spezielle Körperwickel oder Bindegewebsmassagen, die Sie zu Hause, in der Sauna oder im Wellness-Spa selbst machen oder von Profis vornehmen lassen können, die Anti-Cellulite-Maßnahmen unterstützen.

Dazu benötigen Sie einige Pflegewerkzeuge wie Trockenbürsten, Peeling-Schwämme oder spezielle Luffa-Handschuhe. Sie können die Durchblutung steigern und die Hautoberfläche glätten, sodass Anti-Cellulite-Cremes oder Öle, die die Blutgefäße erweitern, besser in die Haut eindringen und dort ihren Job tun können. Auch kleine Massageroller können die Durchblutung und Entschlackung des Gewebes ankurbeln.

> **TIPP:** Eines der besten Mittel gegen Cellulite ist ein Körperpeeling mit frisch gepresstem Ingwer. Schälen Sie dazu eine große Ingwerwurzel, entsaften Sie sie und geben Sie den Saft in ein kleines Gefäß. Dippen Sie Ihren Peelingschwamm in den Ingwersaft und rubbeln Sie Ihre »Problemzonen« damit ab. Ingwer stimuliert die Blutzirkulation und ist ein kraftvoller Reiniger. Doch Vorsicht bei sensibler Haut: Um Irritationen zu vermeiden, können Sie das Konzentrat mit Wasser verdünnen.

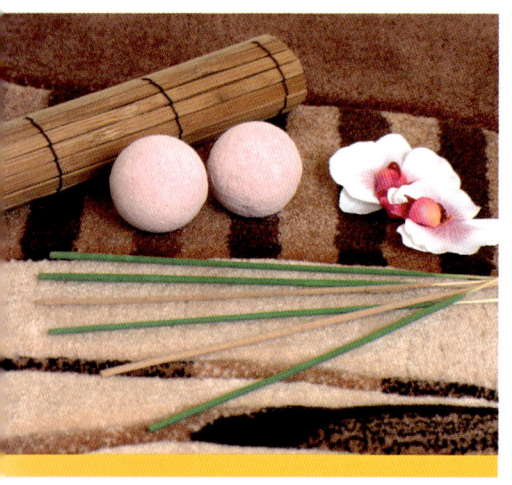

HEISS-KALT-DUSCHEN

Unter der Dusche sollten Sie abwechselnd kaltes und warmes Wasser über die Haut laufen lassen, um das Gewebe zu straffen. Duschen Sie zunächst einige Minuten lang warm, machen Sie dann ein Körperpeeling, etwa mit Meersalz, und massieren Sie die Haut mit einer mittelharten Bürste: eine gute Maßnahme, um die Entwässerung zu fördern. Dann duschen Sie kurz Beine, Arme, Bauch und Po (am besten in dieser Reihenfolge) kalt ab.

Auch die Gesichtshaut ist für eine Erfrischung dankbar!
Tragen Sie auf die noch feuchte Haut straffende Anti-Cellulite-Gels oder Aromaöle auf, die den Stoffwechsel aktivieren. Besonders stark entwässernd wirken Ginkgo, grüner Tee, Brennnessel, Rosmarin und Wacholder in pflegenden Ölen (in Sesam-, Jojoba- oder Weizenkeimöl) oder Aloe Vera.

ALGENKUREN

Kleine Wunder bewirken Algenextrakte aus dem Meer, die den Fettstoffwechsel unterstützen und die Ansammlung von Fett in den Zellen vermindern. Algen enthalten alle für den Stoffwechsel nötigen Mineralstoffe wie Kalzium, Natrium, Kalium, Schwefel usw. Gemeinsam mit den Spurenelementen Zink, Kupfer und Eisen sowie den Vitaminen A, B, C, D, E, F und K wirken sie symbiotisch, d.h. ihre Wirkstoffe ergänzen und verstärken sich gegenseitig. Sie garantieren damit ein reibungsloses Funktionieren des Zellstoffwechsels und aktivieren die Leberfunktionen, wodurch überschüssiges Östrogen, das die Fettzellen aufbläht, aus dem Blut gefiltert wird.

Die kleinmolekularen Algen-Vitalstoffe haben aufgrund ihrer geringen Größe die Fähigkeit, von außen durch die Haut in das Gewebe einzudringen. Dort wirken sie gleich dreifach: Sie reinigen das Gewebe, indem sie Gift- und Schlackenstoffe abtransportieren, sie wandern in die Fettzellen und »schmelzen« die Zellen auf ihre normale Größe zurück, und sie regenerieren die Haut, die dadurch straffer wird.
Allerdings sind nur einige der 25.000 bekannten Algenarten effektiv, wenn es um den Abbau der Fettdepots im Gewebe geht. Hier werden einige vorgestellt:

Braunalgen
Die Braunalge oder der Knotentang wächst an den felsigen Küsten des nördlichen Atlantischen Ozeans, also in Irland, Schottland, Nordfrankreich, Norwegen, Island.
Die Braunalge enthält zahlreiche Spurenelemente und bis zu 20 % Mineralstoffe und Aminosäuren, die das Gewebe stärken. Zudem kann sie Blei- und Schwermetall-Ionen binden.

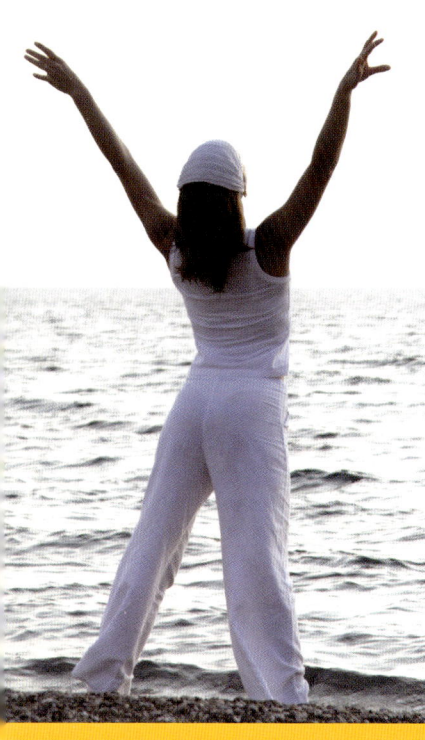

Fingertang

Der Fingertang gehört zur Gruppe der Braunalgen und ist vor allem an den Küsten des Nordatlantiks und im Pazifik zu finden. Fingertang dient als Rohstoff zur Gewinnung von Stoffen, die in kosmetischen Präparaten, Medikamenten oder diätischen Lebensmitteln eingesetzt werden. Ihre Wirkung: Sie quellen im Magen auf und stoppen so das Hungergefühl.

Blasentang

Dieser ist auch eine Braunalge aus dem Nordatlantik und dem Pazifik. Das Besondere am Blasentang ist der hohe Gehalt an Vitamin C, was (in Körperpackungen verarbeitet) dazu beiträgt, das Fett in den Fettzellen abzubauen.

Meeressalat

Der Meeressalat ist eine weitere Braunalgenart, die gegen Cellulite wirkt. Er wächst nicht nur im Nordatlantik und Pazifik, sondern auch in der Ostsee. Er enthält viel Alginsäure, Proteine und Vitamin C und hilft wirkungsvoll, das Gewebe zu »entschlacken« bzw. zu reinigen. Dadurch wird eine optimale Regeneration ermöglicht, und die Haut bleibt straff und fest.

Schlackenstoffe werden nicht nur bei äußerlicher Anwendung, sondern auch durch Algengetränke wie etwa Algentees aus dem Körper geschwemmt. Ungefähr 70 % des Erfolgs bei Anti-Cellulite-Behandlungen, so sagt man, gehen auf das Konto der Entschlackungstherapie von innen. Bekannte Algenexperten haben die Grundlagenforschung zum Thema Algen vorangetrieben. Ihr Rat lautet, ein »Anti-Cellulite-Tagebuch« zu führen. Tragen Sie dort nicht nur Ihre Essgewohnheiten und Trainingsroutine ein, sondern auch die Anzahl und die Art der speziellen Algenanwendungen pro Woche – Tees und andere Getränke, Bäder, Wickel usw. So kann man den Effekt von Algen auf den eigenen Körper nachvollziehen und regelmäßig überprüfen. Ganz wichtig ist es, die Behandlungen mit Algen etwa drei Wochen lang kontinuierlich durchzuführen, am besten 3- oder 4-mal pro Woche. Algen gibt es mittlerweile in vielen Geschäften: Sie haben bereits Einzug in unsere Ernährungs- und Pflegegewohnheiten gehalten.

W enn Sie lieber entspannt baden, statt sich schnell unter der Dusche zu erfrischen, sind Kombinationspräparate aus Meersalz und Algen gut geeignet, Cellulite abzubauen, denn sie kurbeln die Durchblutung an und verbessern die Nährstoff- und Sauerstoffversorgung der Körperzellen. Zudem reinigen sie verstopfte Poren und machen die Haut aufnahmefähiger. Und die Seele ist auch für relaxende

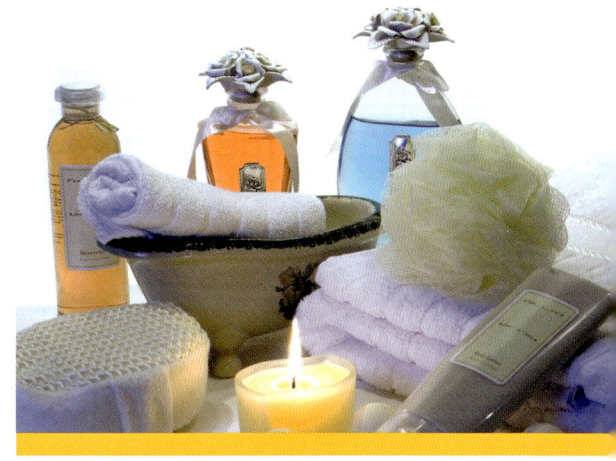

Wellnessrituale dankbar: Sie können ausspannen, sich verwöhnen und genießen! Tauchen Sie ganz tief – für maximal 60 Minuten – ins Badewasser ein, sodass auch der Oberkörper bedeckt ist. Das Badewasser sollte 38 Grad nicht übersteigen, um den wertvollen Mix aus Mineralstoffen, Vitaminen, Aminosäuren und Ballaststoffen nicht zu zerstören. Sie sollten danach nicht duschen, sondern den Körper mit einem Handtuch nur sanft abtupfen. Anschließend am besten eine Stunde ruhen.

MASSAGEN

D ie besten Hilfsmittel sind die eigenen Hände, wenn es den Dellen an den Kragen gehen soll. Massieren Sie die Anti-Cellulite-Cremes, -Gels oder -Öle erst sanft, dann mit mehr Druck ein, bis sie von der Haut aufgenommen sind. Anschließend nehmen Sie Körperbürste, Massagehandschuh oder -roller zur Hand, mit denen Sie die Haut durch kreisende Bewegungen zusätzlich stimulieren können. Zum Abschluss geben Sie sich eine Bindegewebsmassage oder lassen Sie doch Ihren Partner ran: An den Hautpartien der betroffenen Körperzonen wird sanft gezupft und dadurch das darunterliegende Gewebe aktiviert.

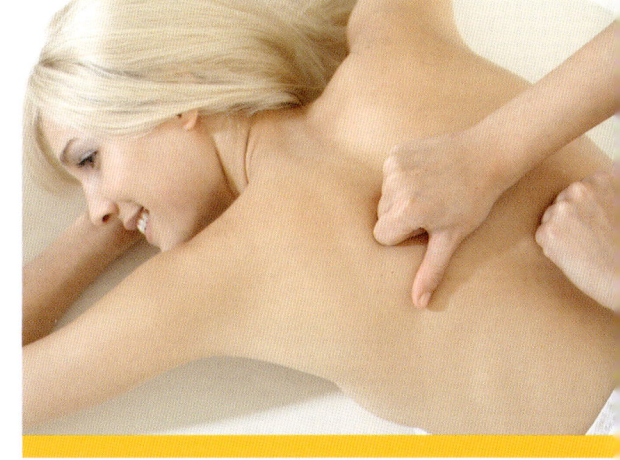

Besondere Erwähnung verdienen die sogenannten »Body-Wraps« bzw. Körperwickel, die das BBP-Trainingsprogramm effektiv ergänzen können.

Tragen Sie für einen Wickel bestimmte Pflegeprodukte, z. B. eine Algenpackung, auf Oberschenkel, Bauch, Beine oder Po auf und wickeln Sie vorgewärmte Handtücher eng um diese Körperpartien. Das Ganze wird mit einer Frischhaltefolie noch einmal umwickelt, sodass die Wärme des Wickels erhalten bleibt.

Ruhen Sie sich eine halbe Stunde aus und entspannen Sie bei schöner Musik und einer Tasse Tee. Dann kann der Wickel am besten wirken, und die Seele genießt die Behandlung ebenso.

In Kombination mit dem BBP-Training und gesunden Ernährungsgewohnheiten erzielen Sie mit den Körperwickeln in kurzer Zeit beachtliche Effekte. Die Cellulite-Dellen verschwinden langsam, die Haut wirkt glatter und straffer.

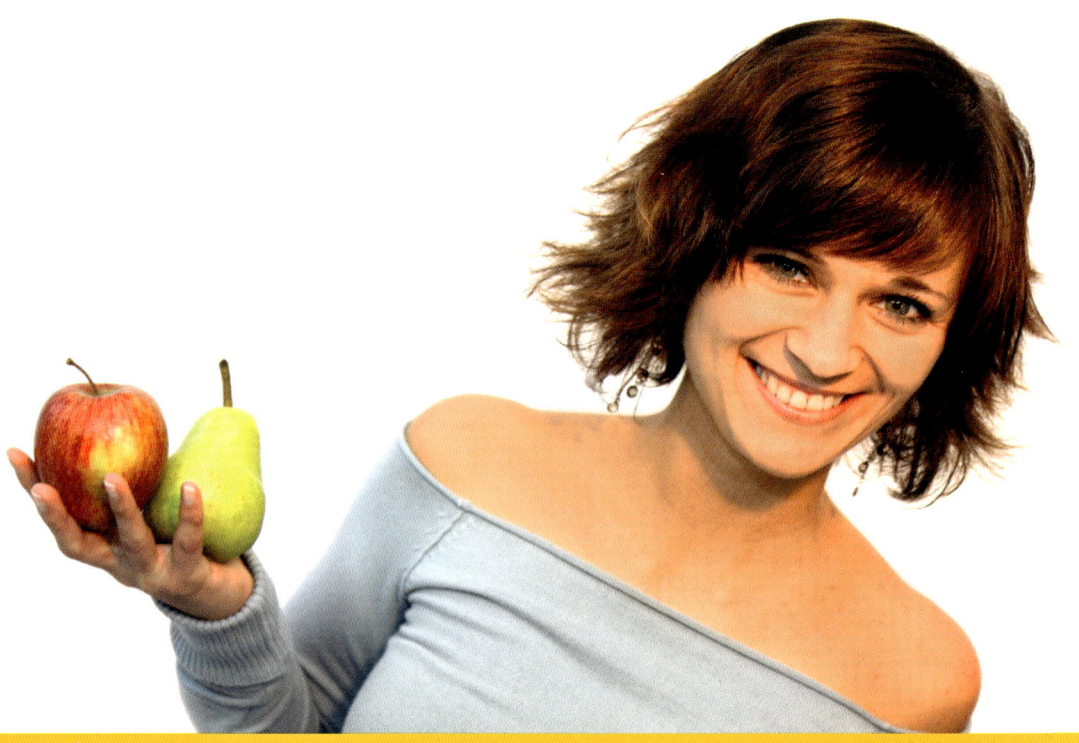

BBP-10-MINUTEN-WORK-OUT

Das 10-Minuten-Work-out hilft, die Maßnahmen gegen Cellulite abzurunden, und kann eigenständig oder als Ergänzung zum BBP-Training praktiziert werden. Vergessen Sie nicht, sich vor dem Programm kurz aufzuwärmen.

Oberschenkel-Außenseite

- Legen Sie sich seitlich auf den Boden.
- Der linke Arm liegt ausgestreckt auf der Unterlage oder angewinkelt unter dem Kopf.
- Mit der rechten Hand vorne auf dem Boden abstützen.
- Das linke Bein leicht beugen, die Fußspitze nach oben ziehen.

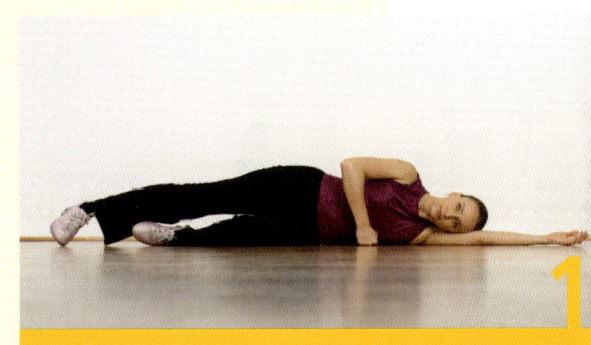

- Heben und senken Sie das rechte Bein, zuerst gebeugt, dann gestreckt.
- Jeweils 16 Wiederholungen, dann Seitenwechsel.
- Noch einmal 16 Wiederholungen mit angewinkeltem, dann mit gestrecktem Bein.

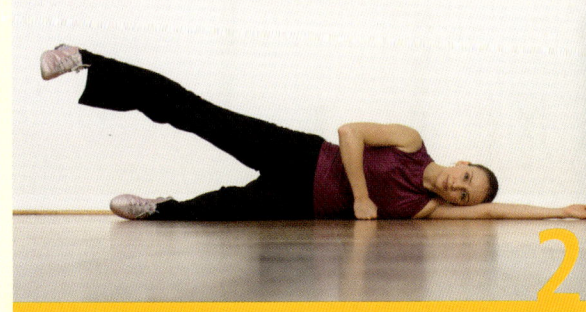

Po und Beine

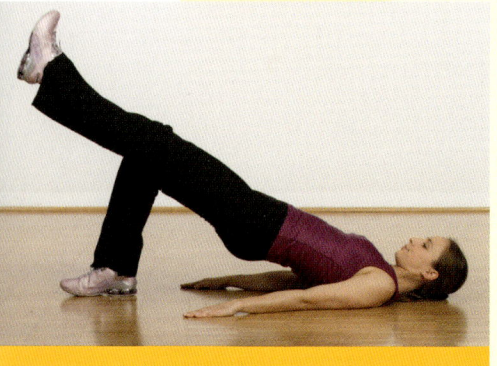

- Rückenlage.
- Stellen Sie die angewinkelten Beine mit den Fersen auf.
- Zunächst 8-mal das Becken heben und senken.
- Dann das rechte Bein nach vorne ausstrecken.
- Das Becken dabei vom Boden abheben und nach oben stemmen.
- Rücken und gestrecktes Bein bilden eine Linie.
- Jetzt das Bein abwechselnd beugen und strecken.
- 16 Wiederholungen, dann Seitenwechsel.
- Wieder 16-mal wiederholen.

Bauchmuskeln

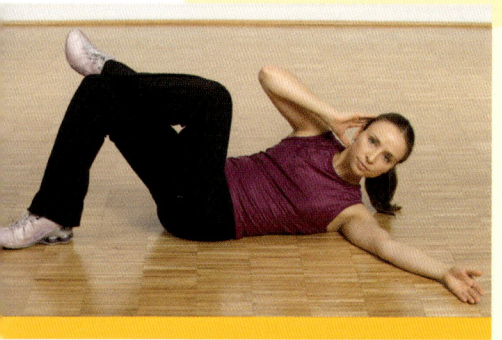

- Rückenlage.
- Winkeln Sie die Beine an.
- Legen Sie das linke Bein über das rechte.
- Der linke Arm liegt ausgestreckt seitlich auf dem Boden.
- Die rechte Hand liegt am Hinterkopf.
- Heben Sie nun den Oberkörper diagonal in Richtung Knie.
- Spannen Sie dabei die Bauchmuskulatur an.
- 8-mal wiederholen.
- Seitenwechsel.
- Wieder 8 Wiederholungen.

Oberarme

- Stellen Sie sich mit dem Rücken zu einem Stuhl.
- Stützen Sie die Hände nach hinten auf der Stuhllehne ab.
- Die Beine sind leicht gebeugt.
- Lassen Sie sich jetzt nach unten sinken, indem Sie die Arme beugen.
- Der Rücken bleibt gerade, das Kinn leicht nach unten gezogen.
- Wippen Sie mit angespannten Bauchmuskeln auf und ab.
- 16-mal wiederholen.
- Dehnen Sie sich zum Abschluss kurz und entspannen Sie eine Minute.

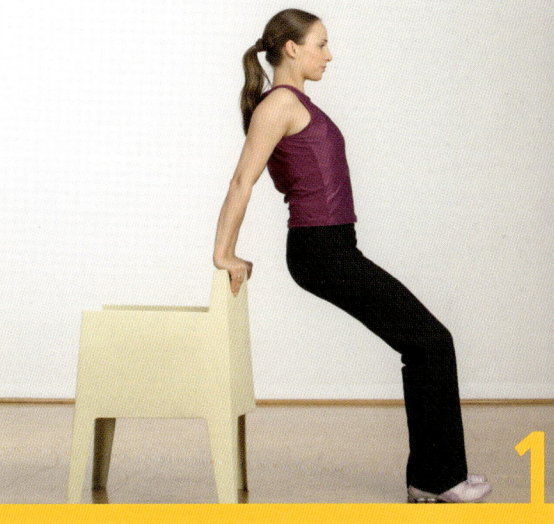

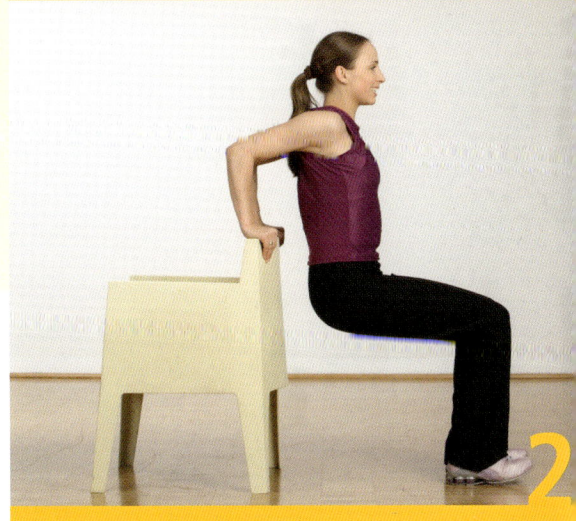

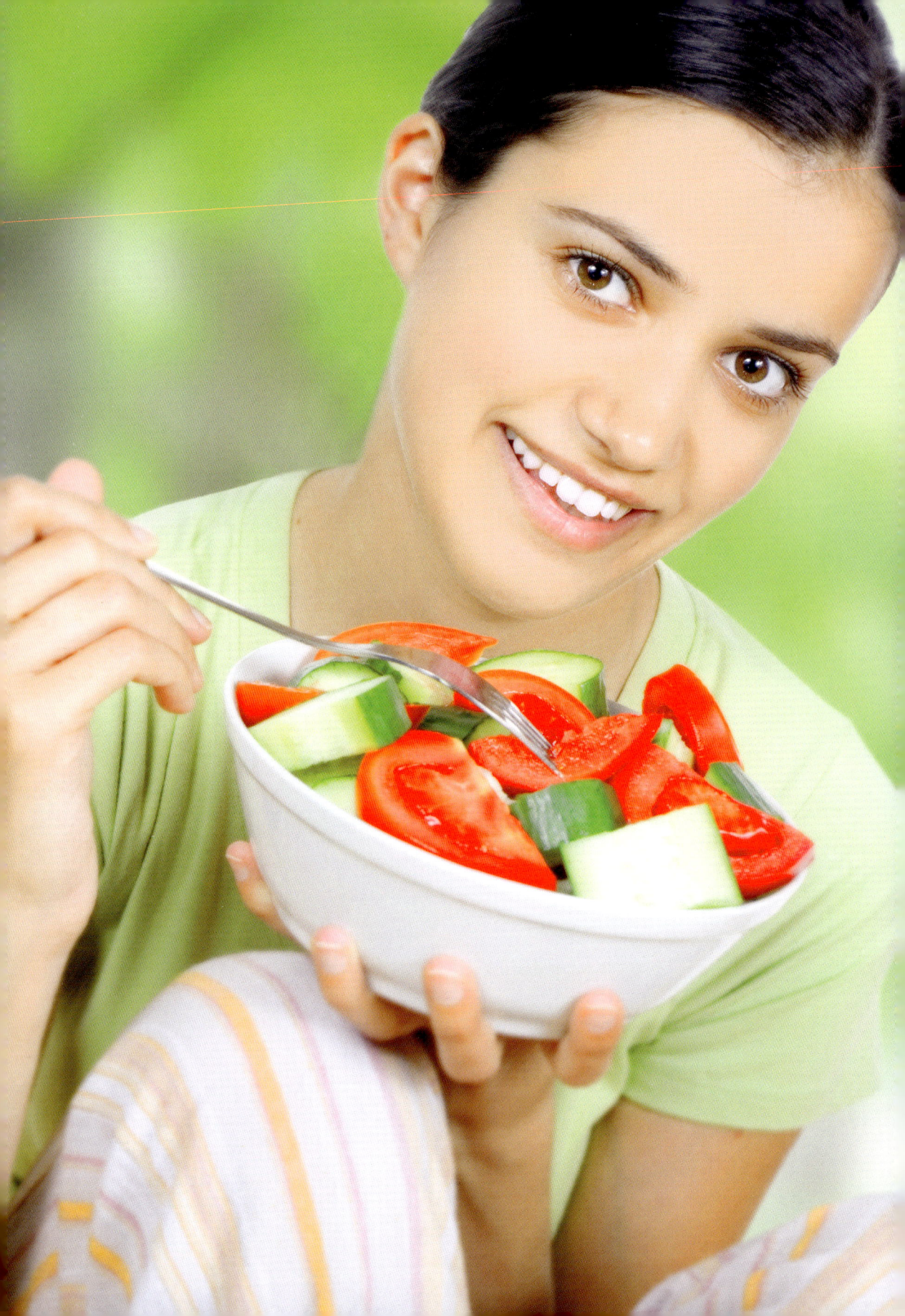

V.

DAS BBP-ERNÄHRUNGSPROGRAMM

KLEINE LUST UND GROSSE KONSEQUENZEN

Ich habe doch gar nicht so viel gegessen – wo kommen bloß die Speckröllchen her?« Das fragen sich Betroffene häufig, die unter »wundersamer« Gewichtszunahme leiden.

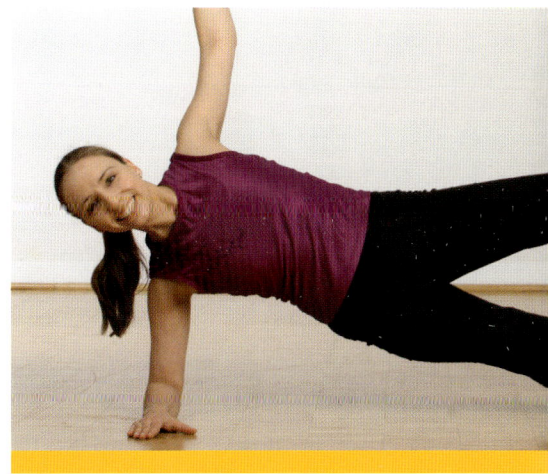

Doch der Teufel steckt im Detail, insbesondere in den Fetten, die wir über die Nahrung aufnehmen. Evolutionsgeschichtlich ist das Körperfett zwar ein hervorragendes Produkt, das in »mageren Zeiten« als Energiespeicher das Überleben sichern konnte, aber in unserer Wohlstandsgesellschaft sind diese Reserven kaum noch notwendig.

ERNÄHRUNGSWEGWEISER:
WAS ERLAUBT IST UND WAS NICHT

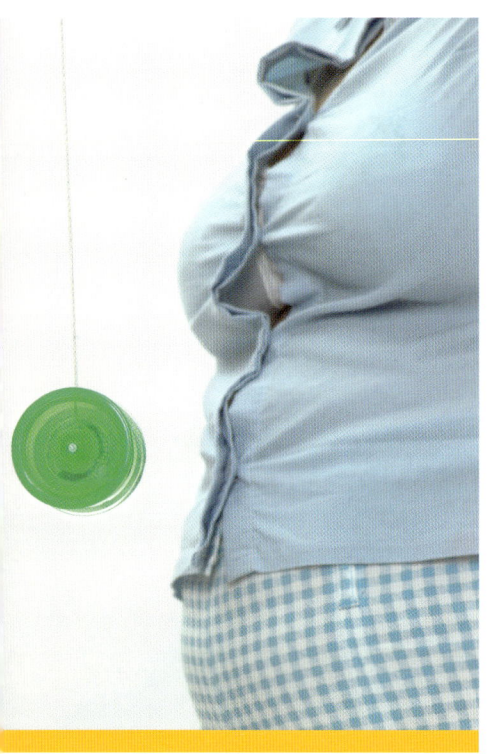

Sie möchten abnehmen, um den Problemzonen beizukommen? Vorsicht heißt es da bei Crash-Diäten, denn sie funktionieren nicht langfristig und sind nicht unbedingt gesund. Häufig verliert man Muskelmasse und nicht Fett, denn während kalorienarmer, einseitiger Ernährungsphasen schaltet unser Körper auf Sparflamme und reduziert den Stoffwechsel. Kehren Sie dann zu Ihren alten Essgewohnheiten zurück, speichert der Körper sofort alles verfügbare Fett in den Depots. Das Resultat: Sie werden wahrscheinlich mehr wiegen als vorher. Dieser Effekt ist mittlerweile hinreichend als »Jo-Jo-Effekt« bekannt. Viele Diäten sind zudem lustfeindlich, führen zu hohen Rückfallquoten und wirken entsprechend demoralisierend.

Führen Sie doch einmal einen kleinen Ernährungs-Check zu Hause durch und analysieren Sie, was genau Sie täglich zu sich nehmen. Schreiben Sie alles auf, was Sie verzehren. Sie werden staunen, was da alles zusammenkommt und wie viele bzw. welche Nahrungsmittel man häufig ganz unbewusst zu sich nimmt.

Essen Sie grundsätzlich eher fettarm und ballaststoffreich und stellen Sie Ihre Ernährung auf möglichst frische Lebensmittel um. Wenn Sie am Fett sparen, können Sie sich in der Regel an anderen, weniger kalorienhaltigen Lebensmitteln satt essen. Die Faustregel der Deutschen Gesellschaft für Ernährung lautet: Maximal 30 % der Tageskalorien in Form von Fett aufnehmen (insgesamt ca. 60 bis 70 Gramm)! Wollen Sie abnehmen, empfiehlt sich allerdings, den Fettverzehr auf ca. 30 Gramm pro Tag zu reduzieren. Achten Sie auch auf versteckte Fette und beachten Sie entsprechende Angaben auf den Verpackungen aller Nahrungsmittel, die Sie einkaufen.

Reis, Kartoffeln, Brot, Nudeln, frisches Gemüse und Obst sind ideale Nahrungsmittel. Verzichten Sie möglichst oft auf Weißmehlprodukte und Zucker, ebenso auf tierische Fette. Stattdessen können Sie Ihre Mahlzeiten mit Seefisch oder magerem Fleisch wie Pute oder Huhn ergänzen. Aber Vorsicht: Tappen Sie nicht in die »Low-fat-Falle«!
Low-fat-Produkte, d. h. Produkte mit reduziertem Fettgehalt, weisen oft einen überdurchschnittlich hohen Zuckergehalt auf, um das Produkt geschmacklich aufzuwerten.
Auch fettarmes Essen macht dick, wenn Sie zu viel davon zu sich nehmen! Bereiten Sie Ihre Speisen schonend zu, so bleiben die Nährstoffe der Lebensmittel erhalten. Verwenden Sie dabei etwas weniger Salz als üblich, denn Salz bindet Wasser im Körper und fördert so das Entstehen von Cellulite. Probieren Sie stattdessen frische Kräuter aus, um Ihre Gerichte zu würzen! Leichte, kleine Mahlzeiten zwischendurch halten Sie leistungsfähig und fit, und sie stoppen Attacken von Heißhunger auf Süßigkeiten. Eine Stunde vor dem Training sowie eine halbe Stunde danach sollten Sie aber ganz auf das Essen verzichten.

Auch richtiges Trinken will gelernt sein! Nehmen Sie am besten täglich 2 bis 3 Liter Wasser (möglichst ohne Kohlensäure) zu sich, um Flüssigkeitsverluste des Körpers auszugleichen. Schon 2 % Wasserverlust bewirken einen deutlichen Leistungsabfall. Also warten Sie nicht, bis Sie durstig sind!
Reines Wasser ist für die Entgiftung und Entschlackung des Körpers unerlässlich. Gutes, dem natürlichen Quellwasser nahekommendes Wasser ist ein optimales Lösungsmittel für alle Giftstoffe und Schlacken, die sich im Gewebe einlagern. Ohne ausreichende Wasserzufuhr verbleiben diese Stoffe länger in den Zellen und fördern die Bildung von Orangenhaut. Vorsicht ist auch bei zuckerhaltigen Getränken und Alkohol geboten: Sie sind keine Durstlöscher und hemmen den Fettabbau – weniger davon machen also auch weniger dick. Für eine schlanke Linie ist eine ausreichende Flüssigkeitszufuhr entscheidend: Ziehen Sie aber Wasser und ungesüßte Tees Säften und süßen Limonaden vor!

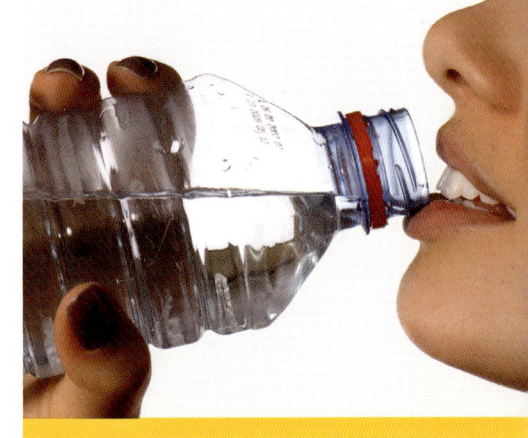

Überschüssige Energiereserven, die der Körper nicht abbauen kann, verdichten sich im Zusammenspiel von Fettmolekülen und Fettzellen zu ungeliebtem Körperfett. Je mehr Fettmoleküle aus der Nahrung dazukommen, desto umfangreicher werden die Fettzellen als deren Speicher: Die Folge ist Übergewicht!

Annähernd die Hälfte der deutschen Bevölkerung leidet bereits unter zu viel Hüft- und Bauchspeck, nahezu jeder Fünfte ist sogar als krankhaft fettleibig einzustufen, so eine Studie der Deutschen Gesellschaft für Ernährung. Ein Befund, der auch das Gesundheitswesen belastet, denn die medizinische Behandlung von Fettleibigkeit schlägt jährlich mit schätzungsweise 530 Millionen Euro zu Buche, Tendenz steigend …

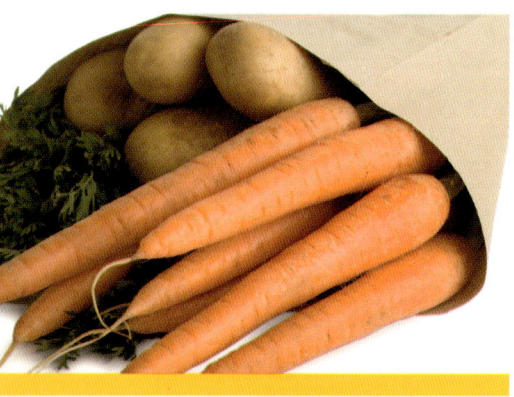

Übergewicht hat viele Ursachen – die Psyche und soziale Komponenten spielen dabei sicherlich eine große Rolle: Kummer, Frust und Stress, aber auch Langeweile und Konsumlust haben ihren Anteil bei der Entstehung der Pölsterchen. Selten sind es Funktionsstörungen der Drüsen, hormonelle Störungen oder Unverträglichkeiten bzw. Allergien gegen bestimmte Nahrungsmittel, die für die Speckröllchen verantwortlich sind – im Zweifelsfall kann eine Untersuchung beim Arzt Klarheit darüber verschaffen. Dagegen fallen selbst ein geringer, über Monate und Jahre aufgenommener Überschuss an Kalorien und schwer verdauliche Nahrungsmittelkombinationen viel stärker ins Gewicht – dies ist es meistens, was für die unerwünschten Rundungen verantwortlich zu machen ist.

Wer träumt nicht davon, im Schlaf abzunehmen, wenn das Diätessen auf dem eigenen Teller nicht so richtig schmecken will und Essensfantasien zwanghaft werden? Nur wer willensstark und extrem diszipliniert ist, schafft es, strenge, teilweise asketische Diätvorschriften einzuhalten. Aber sich sinnenfeindlich zu ernähren, macht einfach keinen Spaß und häufig auch wenig Sinn! Freunde guten Essens möchten nicht gerne auf Genuss verzichten und wollen lieber einen angenehmen Weg zur Topfigur beschreiten. Und das ist denkbar einfach!

Die Diagnose ist gestellt, wie steht es aber mit der Therapie? Genügt die Umstellung des Ernährungsverhaltens? Die Antwort ist ein schlichtes: Ja, nur sinnvoll muss sie sein. Es sind vor allem zwei Komponenten, die dazu beitragen, der Umstellung zum Erfolg zu verhelfen: Bewusst essen sowie der Einsatz von »Fatburnern«, Lebensmitteln, die die Fettverbrennung im Körper aktivieren und unterstützen können.

KLEINE FETT-TABELLE

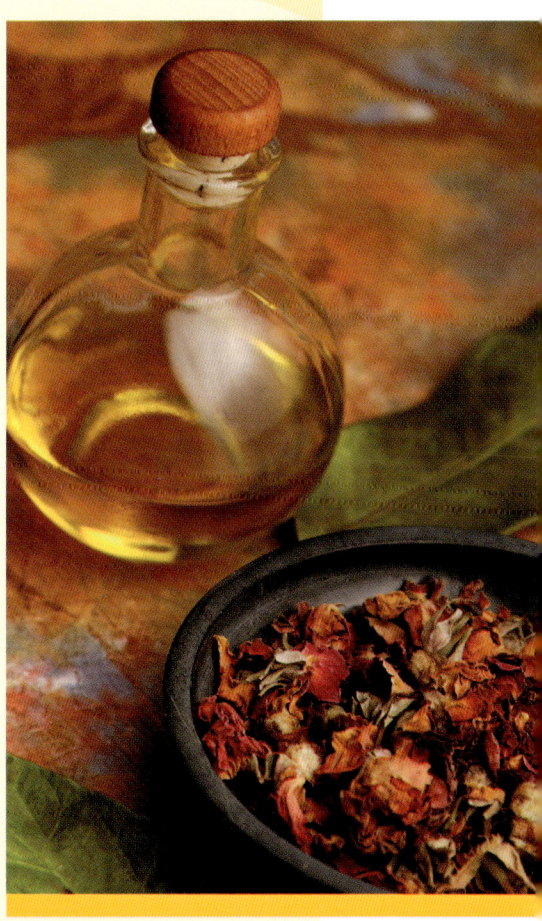

Nahrungsmittel	Fettgehalt
Ballaststoff-Müsli (50g)	2 g
Obstsalat (100 g)	0 g
Klare Gemüsebrühe (250 ml)	0 g
Gemüsecremesuppe (250 ml)	22 g
Vollkornbrötchen (1 Stck.)	1,6 g
Croissant (1 Stck.)	15 g
Sahnetorte (1 Stck.)	25 g
Popcorn, gesalzen (50 g)	2 g
Erdnüsse (50 g)	25 g
Yoghurt-Salatcreme (1 EL)	3 g
Mayonnaise (1 EL)	21 g
Pellkartoffeln (150 g)	0 g
Pommes frites (150 g)	22 g
Seelachs (150 g)	33 g
Hering (150 g)	26,7 g
Camembert (30 g)	1 g
Blauschimmelkäse (30 g)	13 g
Edamer (30 g)	2 g
Saure Sahne (2 EL)	4 g
Crème fraiche (2 EL)	12 g
Mageryoghurt (150 g)	0 g
Sahneyoghurt (150 g)	15 g
Lachsschinken (30 g)	1 g
Salami (30 g)	14 g
Hähnchenbrustfilet (150 g)	1 g
Ente (150 g)	24 g
Lammkotelett (150 g)	48 g
Konfitüre (1 EL)	0 g

MIT FATBURNERN SCHLANKER WERDEN

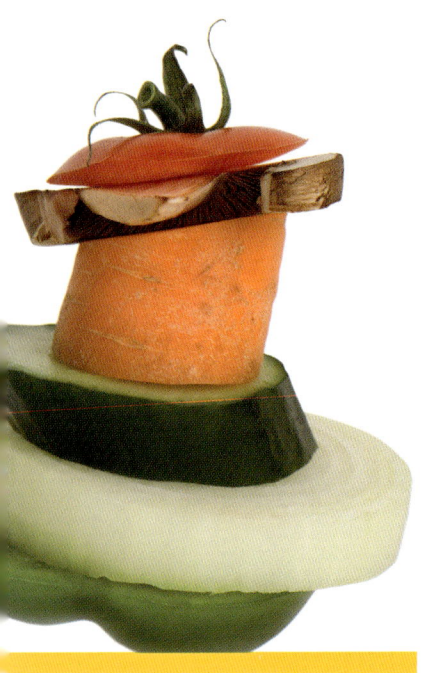

Es gibt Powerstoffe, die Fett attackieren und so die Speckröllchen schmelzen lassen. Die sogenannten Fatburner bzw. Fettverbrenner erhöhen den Grundumsatz, d. h. die Menge der beim Stoffwechsel benötigten Kalorien im Organismus: Der Körper verbraucht mehr Energie bei der Verdauung und bei den Resorptionsprozessen und deckt ihn mit Reserven aus den Fettspeichern. Gemeinsam mit diesen Biostoffen können Sie den Kampf gegen den Speck gewinnen! Die Geheimwaffen stecken nicht nur im eigenen Körper, sondern in vielen Nahrungsmitteln, die zudem noch ausgezeichnet schmecken. Bauen Sie die Fatburner in Ihren Ernährungsplan ein und Sie werden Fett beinahe »im Schlaf« verbrennen. Wichtige Fatburner sind:

ACTH

Das ist ein körpereigenes Stresshormon, das von der Gehirnanhangdrüse ausgeschüttet wird. Es aktiviert den Stoffwechsel und sorgt dafür, dass Sie morgens putzmunter sind und richtig auf Touren kommen. Wenn genügend davon im Körper vorhanden ist, locken die Moleküle diejenigen Enzyme an, die für die Auflösung des Fetts sorgen – und dieser Prozess wiederum gibt die nötige Energie für den Start in den Tag!
Der Körper benötigt viel Eiweiß aus Nahrungsmitteln, um genügend ACTH produzieren zu können, denn aus den Eiweißmolekülen stellt die Gehirnanhangdrüse nachts den Schlankmacher ACTH her. Eiweiße sind in Fleisch, Fisch, Geflügel, Käse, Milchprodukten und Tofu enthalten. Zusätzlich wird säurereiches Obst wie Orangen, Erdbeeren, Zitronen und Kiwis benötigt, um viel ACTH zu produzieren. Die Säure sorgt dafür, das Eiweiß besser zu verdauen und es dem Organismus optimal verfügbar zu machen. Neben der Säure enthalten die Früchte auch jede Menge Vitamin C, das die ACTH-Herstellung beschleunigt und die Fettverbrennung erst richtig ankurbelt.
Fazit: Eiweiße immer mit einer Prise Vitamin C essen – dann purzeln die Pfunde dauerhaft! Decken Sie Ihren Eiweißbedarf vorrangig aus pflanzlichen Eiweißen, da durch tierische Eiweiße Harnsäure entsteht, die dem Organismus schaden kann.

Adrenalin

Adrenalin ist ein Stresshormon, ein sogenannter Neurotransmitter, der in Sekunden den gesamten Stoffwechsel ankurbeln kann und unsere Power aktiviert. Es wird vorrangig im Nebennierenmark gebildet, mobilisiert die Glykogenreserven und verbrennt dadurch Fett. Zudem steigert es den Abbau des Muskelglykogens zu Milchsäure und drosselt bzw. unterdrückt die Insulinproduktion – ein wichtiger Faktor beim Abnehmen, denn Insulin sorgt dafür, die Fettmoleküle in den Depots einzulagern. Adrenalin wird verstärkt in Stresssituationen ausgeschüttet, wenn der Organismus eine Extradosis Energie benötigt, aber auch bei körperlicher Aktivität (BBP-Work-out, Ausdauersport, Fahrradfahren, Joggen etc.). Zur Herstellung des Adrenalins benötigt der Körper ausreichend tierische und pflanzliche Eiweiße.

Ananas

Die tropische Frucht enthält viel Vitamin C, Kalium, Magnesium und das Enzym Bromelain. Bromelain spaltet im Körper Eiweiße und trägt so zur besseren Verdauung bei. Mit zunehmendem Alter produziert unser Körper weniger Eiweiß spaltende Enzyme, sodass Eiweiß nicht mehr optimal resorbiert werden kann. Fazit: Dem Körper fehlen die wichtigen Aminosäuren – die Fettmoleküle bleiben in den Fettzellen.
Also muss die Frucht auf den Tisch, und zwar frisch. Sie schmeckt ausgezeichnet, reduziert den Appetit und passt zu vielen Gerichten. Beziehen Sie Ananas häufig in Ihren Speiseplan ein, aber kombinieren Sie sie nicht mit Milchprodukten.

Apfelessig

Apfelessig enthält viele Vitalstoffe und Vitamine (A, C, E, B), Mineralstoffe (Kalium,Magnesium, Kalzium, Phosphor), Spurenelemente (Selen, Zink, Eisen, Jod, Kupfer) sowie Ballaststoffe und Aminosäuren. Er kurbelt das Abwehrsystem und die Verdauung an, transportiert Fettsäuren aus dem Körper, bindet überschüssige Säuren und trägt so dazu bei, das Säure-Basen-Gleichgewicht im Körper wiederherzustellen, das durch Ernährungssünden aus der Balance geraten ist.
Trinken Sie morgens und/oder abends ein Glas Apfelessig, mit Wasser gemischt vor den Mahlzeiten oder verwenden Sie ihn beim Anmachen von Salaten.

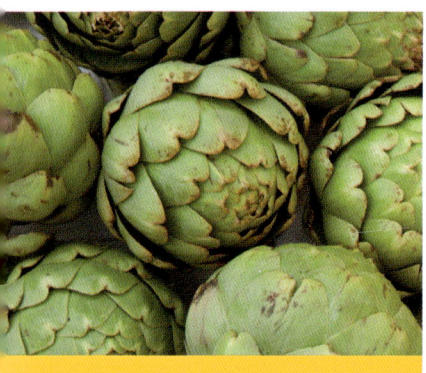

Artischocken

Sie enthalten Kalium, Magnesium, Folsäure und Vitamin C, Niacin, Kupfer, Zink, Pantothensäure, Kalzium, Eisen und Phosphor. Das in ihnen enthaltene Cynarin regt die Gallensäureproduktion und den Cholesterinausstoß der Leber an, sodass die Blutfettwerte sinken und Fette schmelzen können. Der Körper wird entwässert und entgiftet, das Blut gereinigt. Essen Sie das Herz und die unteren Blattspitzen der Blütenknospe – sie sind eine Delikatesse und gelten in den Mittelmeerländern seit jeher als Schlankmacher Nr. 1.

Ballaststoffe

Sie sind unverdauliche Kohlenhydrate aus den Stütz- und Strukturelementen der Pflanzenzellen, binden Wasser und quellen im Magen-Darm-Trakt auf. Ständiges Hungergefühl hat keine Chance mehr, wenn wir viel von ihnen zu uns nehmen, weil Ballaststoffe stark sättigend wirken. Zudem verbessern sie den Fettstoffwechsel, weil sie Wasser und Verdauungssäfte im Darm binden, die Fette enthalten – so gelangt das Fett nicht mehr in den Blutkreislauf. Ballaststoffe kann man als Pulver kaufen oder über eine ausreichende Menge an pflanzlichen Nahrungsmitteln zu sich nehmen (sie sind u. a. in Obst, Gemüse, Vollkornprodukten enthalten). Unbedingt beachten: Dazu viel trinken.

Biotin

Es gehört zur Familie der B-Vitamine und sorgt dafür, dass in Leber und Nieren Glukose gebildet wird, ein Prozess, der die Fettverbrennung anheizt, da dabei viel Energie benötigt wird. Zudem verschönert Biotin die Haut. Biotin ist in Eigelb, Avocados, Nüssen, Sojabohnen, Hefe, Vollkorngetreide und in Pilzen enthalten. Vorsicht ist bei übermäßigem Verzehr von Zucker und Alkohol geboten – dies kann die Biotinproduktion lähmen und damit die Fettverbrennung einschränken!

Cholin

Cholin gehört ebenfalls zu den B-Vitaminen und sitzt vor allem im Gehirn und in der Galle. Cholin sorgt u. a. dafür, dass Fett in den Fettzellen gelöst und abtransportiert werden kann. Cholin findet sich in Fleisch, Fisch, Schalentieren, Algen, Eiern, Käse, Leber, Weizenkeimen, Hülsenfrüchten und Lezithin.

Chrom

Chrom ist ein Spurenelement, das sich beim Menschen im Gehirn und in der Lunge findet. Ein Mangel dieses wertvollen Elementes bewirkt in unserem Organismus, dass sich überschüssige Glukose in der Leber in Fett verwandelt. Ist Chrom dagegen in ausreichender Menge vorhanden, funktioniert auch die Glukoseverbrennung richtig, und Sie fühlen sich schneller gesättigt. Menschen mit einem Chrommangel bekommen dieses Stoppsignal dagegen nicht und essen mehr als nötig. Chrom findet sich in Vollkornprodukten, Früchten, Leber, schwarzem Pfeffer, Kresse, Beeren, Nüssen, Rosinen und Pilzen.

CLA

CLA ist eine »konjugierte Linolsäure«, eine Fettsäure, die uns viel Energie verleiht – sie baut Fett ab und Muskeln auf. CLA ist vor allem in Rindfleisch und Milchprodukten enthalten. Streichen Sie nicht sämtliche tierischen Fette vom Speiseplan, sonst erhält der Körper nicht genügend CLA.

Glukagon

Glukagon ist ein Hormon, das in der Bauchspeicheldrüse gebildet wird und den Blutzuckerspiegel reguliert. Es steigt bei körperlicher Aktivität an und unterstützt den Fetttransport aus den Depots im Gewebe und der Leber, und es hilft, Fett in Energie umzuwandeln. Viel Bewegung und eine ausreichende Eiweißaufnahme fördern die Glukagonproduktion. Das Anti-Fett-Hormon ist in magerem Schinken, Magerkäse, Tofu, Hähnchenfleisch, Fisch und Fleisch enthalten.

Grüner Tee

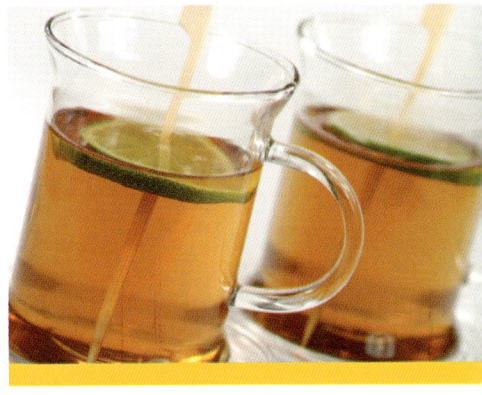

Der wohlschmeckende Tee enthält wichtige Mineralien wie Zink, Kalium und Fluor, die Vitamine C und B1 sowie das Spurenelement Mangan, das direkt an den Fettstoffwechselvorgängen im Körper beteiligt ist und auch die Verwertbarkeit von Vitaminen steigert. Die in grünem Tee enthaltenen Bioflavonoide sorgen dafür, dass der Fettstoffwechsel aktiviert wird. Zudem bekämpfen sie freie Radikale, die die Abwehrkräfte des Körpers reduzieren und Thyroxin zerstören, ein für die Fettverbrennung wichtiges Schilddrüsenhormon. Zudem helfen die B-Vitamine im grünen Tee bei der Entgiftung des Körpers.

HGH (Wachstumshormon)

Schon ab dem 30. Lebensjahr sinkt langsam die körpereigene Produktion dieses Hormons, das in der Hypophyse, der Hirnanhangdrüse, produziert wird. Es entzieht den Fettzellen das Fett und leitet es zur Energiegewinnung weiter. Das HGH leistet seine Arbeit nachts, wenn der Körper keine Kohlenhydrate aufnimmt. Nahrungsmittel, die die HGH-Produktion fördern, sind Kartoffeln, Fisch, Fleisch, Eier, Milchprodukte, Hülsenfrüchte und Nüsse.

Kiwi

Die Frucht ist extrem reich an Vitamin C, enthält Vitamin A, Kalium und Enzyme, die das Fett in den Körperzellen verbrennen helfen und zudem den Muskelaufbau unterstützen. Durch diesen Power-Cocktail ist die säuerliche Frucht besonders gut geeignet, die Fettverbrennung zu unterstützen: Essen Sie Kiwis möglichst mehrmals pro Woche.

Lapacho-Tee

Der aus Südamerika stammende Tee wird seit Jahrhunderten als Heilmittel eingesetzt. Er ist reich an Mineralien wie Kalium, Kalzium, Magnesium und Chlor. Die Lapacho-Rinde enthält zudem Spurenelemente wie Eisen, Chrom, Fluor und Jod sowie Selen und Zink, die stark entwässernd wirken, den Stoffwechsel anheizen und den Eiweiß- und Zuckerstoffwechsel regulieren.

L-Karnitin

L-Karnitin wirkt nur im Zusammenhang mit viel Bewegung als Fatburner. Es ist eine vitaminähnliche Substanz, die besonders in der Muskulatur gespeichert ist. Für den Fettstoffwechsel ist L-Karnitin enorm wichtig, denn es ermöglicht die Verbrennung und den Abbau von Fett. Reich an L-Karnitin sind tierische Produkte wie Muskelfleisch vom Rind und Schwein, Schinken, Geflügel und Fisch. L-Karnitin wird heute bereits etlichen Nahrungsergänzungsmitteln zugesetzt.

Magnesium

Der Mineralstoff ist wichtig für Nerven und Muskeln. Es sorgt für die Sauerstoffverbrennung, ohne die unsere Fettverbrennung in den Zellen nicht funktionieren kann. Ein Mangel an Magnesium führt zu Konzentrationsschwäche, Nervosität und vermehrtem Aufbau von Fettpölsterchen. In Sojabohnen, Buttermilch, Fisch, Mais, Käse, Bananen, Haselnüssen, Tomaten und Bohnen steht Magnesium in ausreichender Menge zur Verfügung.

Milchsäure

Rechtsdrehende Milchsäure hält den Darm gesund und hilft, Kalium und Magnesium im Organismus besser aufzunehmen. Sie ist wichtig für die Sauerstoffverbrennung in den Zellen und entwässert das Gewebe. Vor allem in milchsauer vergorenem Gemüse wie Sauerkraut und in Molke findet sich der Fatburner, der auch bei der Regulation des Blutzuckerspiegels wichtig ist.

Noradrenalin

Noradrenalin ist ein körpereigenes Hormon und sorgt für die Drosselung der Insulinproduktion der Bauchspeicheldrüse. Um ausreichende Mengen davon im Körper zu produzieren, ist es wichtig, viel Eiweiß, Vitamine, Magnesium und Zink zu sich zu nehmen. Essen Sie viel Obst und sorgen Sie für eine eiweißreiche Ernährung.

Papaya

Die süße Frucht enthält vor allem die Eiweiß und Fett spaltenden Enzyme Papain und Lipase, aber auch Eisen, Vitamin A, C und B. Sie sorgt durch die Enzyme für die optimale Verwertung von Fett, Eiweiß und Kohlenhydraten und unterstützt die Verdauungsvorgänge.

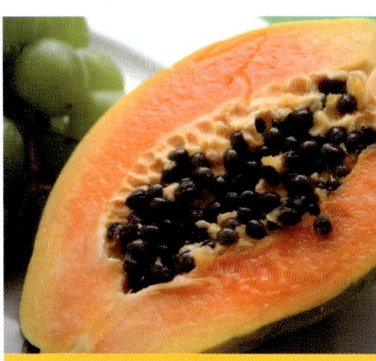

Pu-Erh-Tee

Der südchinesische Tee ist möglicherweise ein hilfreicher Schlankmacher, obgleich dies wissenschaftlich noch nicht eindeutig bewiesen ist. Er senkt den Blutfett- und Harnsäurespiegel, regt die Verdauung an und stimuliert die Leberaktivität. Täglich getrunken kann er helfen, überflüssige Pfunde abzubauen und den Organismus zu entgiften. Er enthält Koffein!

Taurin

Taurin ist ein Eiweißstoff, der den Transport von Hormonen im Organismus begünstigt, die für den Fettabbau und die Muskelstärkung wichtig sind. Es ist zudem aktiv am Fettstoffwechsel beteiligt. Taurin ist in Fisch, Gemüse, Muscheln, Krabben, Fleisch und Leber enthalten.

Thyroxin

Das Schilddrüsenhormon hat eine auslösende Funktion bei der Fettverbrennung. Es besteht aus Jod und der Aminosäure Tyrosin. Wenn genügend Jod vorhanden ist, arbeitet die Schilddrüse gut, und das Thyroxin
hilft dem Körper bei der Nährstoffverwertung, der Fettverbrennung und
beim Abtransport von Giften und Schlacken. Jod findet sich in Meeres-
fischen, Algen und Milch oder in jodiertem Speisesalz (dessen über-
mäßiger Einsatz jedoch nicht unumstritten ist – daher bitte sparsam
dosieren).

Vitamin C

Vitamin C ist optimal für die Erhaltung der Immunkraft, schützt vor
freien Radikalen und ist ein super Schlankmacher! Da der Körper das
Vitamin nicht speichern kann, sollten Sie mindestens 500 mg pro Tag
davon zu sich nehmen. Es steckt in Obst und in Gemüse, vor allem in
der Acerolakirsche, die in Form von Lutschtabletten in Reformhäusern
oder Apotheken erhältlich ist.

Zink

Das Spurenelement hilft Ihnen, Muskeln aufzubauen und leistungsfähig
zu bleiben. Vor allem gegen Erkältungen soll es gut wappnen, da durch
Zink das Immunsystem gestärkt wird. Bei Männern regt es die Produktion von Testosteron, einem Sexualhormon, an, aber auch bei Frauen ist
eine kleinere Menge davon im Körper zu finden. Durch seine aktive Rolle
beim Muskelaufbau kann es Fettpölsterchen zum Schmelzen bringen.
Zink findet sich in Meeresfrüchten wie Austern, in Leber, Fleisch,
Geflügel, Käse, Weizenkeimen und Eiern.

TIPP: Nehmen Sie kein Gericht nach 21 Uhr ein und lassen Sie keine
Mahlzeiten ausfallen, sonst überkommen Sie Heißhungergefühle: Die
Versuchung, derartige Attacken mit Süßigkeiten zu bekämpfen, wäre
groß. Greifen Sie stattdessen zu Nahrungsmitteln, die die Fettverbrennung ankurbeln! Es ist außerdem besser, mehrere kleine statt drei
große Mahlzeiten zu sich zu nehmen. Essen Sie langsam, genussvoll
und bewusst und stecken Sie sich nichts gedankenlos in den Mund.
Zusätzlich zum gesunden Essen ist die Wahl guter Getränke wichtig,
um effektiv abzunehmen und sich wohlzufühlen.

SÄFTE UND SHAKES

Fruchtsäfte und Shakes sind wahre Alleskönner. Sie sind exzellente Fatburner, steigern die Abwehrkräfte, wirken Mangelerscheinungen entgegen, verschönern die Haut und entschlacken und reinigen den Organismus. Die folgenden explosiven Mischungen machen Sie fit, geben Ihnen einen Vitaminkick und eine Extraportion Energie. Hervorragend ist es, die Zutaten frisch zu pressen bzw. zu entsaften. Wenn Sie keine Zeit dazu haben, mixen Sie die Obst- und Gemüsedrinks aus qualitativ hochwertigen Säften. Die hier angegebenen Zutaten reichen für vier Drinks. Nur frisch gemixt trinken! Nach Belieben etwas Eis zugeben.

OBSTSÄFTE UND OBSTSHAKES

Blaubeer-Molke-Shake

400 g Blaubeeren waschen bzw. auftauen lassen. Die Beeren mit 1 EL Ahornsirup, 0,5 l Molke (süß oder sauer) und 100 g Sauerrahm mixen. Mit Zimt abschmecken.

Cool C

4 Orangen, 2 Kiwis, 1 Grapefruit, 1 Zitrone und 250 g Ananas entsaften bzw. in Stücke schneiden. Alles im Mixer mit einigen Eiswürfeln verquirlen: eine wahre Vitamin-C-Bombe!

Mango-Birne-Apfel-Shake

1 Mango, 1 Apfel und 1 Birne in Stücke schneiden und im Mixer verquirlen. Einige Blätter Zitronenmelisse zugeben. Auf Eis servieren.

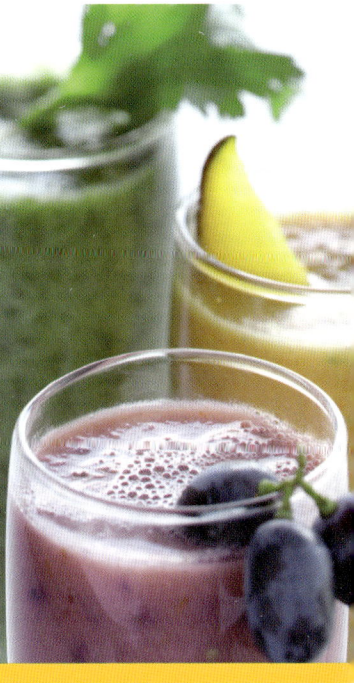

Power-up

250 ml Aprikosennektar, 250 g pürierte Himbeeren und 150 ml Apfelsaft mixen.

Funny Sour

1 Glas grünen Tee mit 2 Limetten, 1 pürierter Kiwi und 1 TL Birnendicksaft mixen. Eis und frische Pfefferminzblätter zugeben.

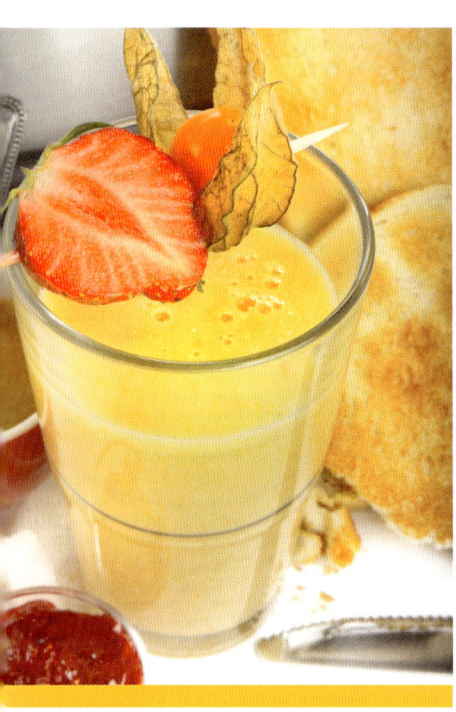

Morning Star
150 ml Birnensaft, 100 ml Mangosaft, 75 ml Apfelsaft und 125 g pürierte Erdbeeren mit 500 ml Mineralwasser mixen.

Slush
100 ml Grapefruitsaft im Eisfach anfrieren, 1 EL Johannisbeeren pürieren, alles mit 100 ml Mangosaft mixen.

Be Sweet
1 pürierte Kiwi, 150 ml Milch und 200 ml Birnensaft mixen. Mandelsplitter zugeben.

Tuttifrutti
150 g Erdbeeren, 1 Kiwi, 1/2 Honigmelone, 1 Apfel und 1 Orange pürieren bzw. entsaften. Alles mit 500 ml Mineralwasser aufgießen.

Red Dream
150 g Erdbeeren, 150 g Wassermelone pürieren und mit 200 ml Kirschsaft und 100 ml Mineralwasser mischen und noch einmal kurz umrühren.

Kokos-Punch
500 ml Kirschsaft, 100 ml Kokosmilch und 1/2 pürierte Banane mixen. Gut verrühren.

Peach Moon
1 Banane pürieren, mit 200 ml Pfirsichsaft, 200 ml Milch und 20 g gemahlenen Mandeln mixen.

Grape Kick
150 ml roten und 150 ml weißen Traubensaft mit 75 ml Grapefruitsaft mixen. Mit Eis servieren.

Ginger Hit
1 Ananas pürieren, mit 10 g geriebener Ingwerwurzel und 100 ml Apfelsaft mixen.

Papaya Sunrise

2 Grapefruits, 1 Orange, 1 Papaya und 1/2 Honigmelone pürieren bzw. entsaften und alles mit dem Saft von 1/2 Limette mischen.

Fresh Kiwi

200 g Kiwis und 1/2 Honigmelone pürieren und mit 100 ml Apfelsaft mixen. Etwas frische Pfefferminze hacken und zugeben.

Maracuja Special

100 ml Maracujasaft, 50 ml Mangosaft, 150 ml Orangensaft und 200 ml Molke mischen und mit Mineralwasser aufgießen.

GEMÜSESÄFTE UND -COCKTAILS

Red Veggie

2 Möhren, 1 kleine Paprika, 100 g rote Bete, 2 Tomaten entsaften bzw. zerkleinern und im Mixer fein pürieren. 15 g Kresse, 1 Bund Petersilie (klein gehackt) und 1/2 TL Leinöl zugeben und verquirlen. Mit Tabasco und Pfeffer abschmecken – Power pur!

Avocado Special

2 kleine Avocados klein schneiden, mit 2 Limetten, 10 EL Kokosmilch, 100 ml Mineralwasser und 20 g Sonnenblumenkernen verquirlen. Mit Pfeffer abschmecken.

Life Plus

150 g Gurke, 100 g Staudensellerie, 150 g Fenchel, 150 g rote Bete und 150 g Karotten pürieren bzw. entsaften. Mit 1 Knoblauchzehe abschmecken.

Mambo Power

100 g gelbe Paprika, 250 g Gurke entsaften bzw. pürieren, 150 ml Tomatensaft, 1 EL Petersilie, 1 EL Schnittlauch, 1 EL Zitronensaft, Pfeffer, Salz und 3 EL saure Sahne zugeben und verquirlen.

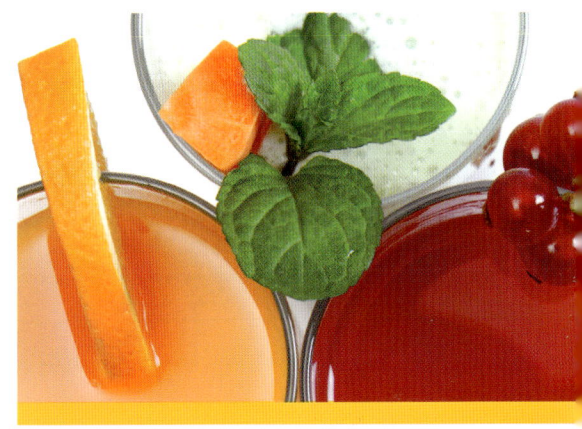

Grün-Weiß
450 g Gurke klein schneiden, mit 200 ml Buttermilch, 1 TL Dill, 2 EL Kresse und 2 EL Zitronensaft verquirlen. Mit Curry und Cayennepfeffer abschmecken.

Popeye's Love
3 Kohlblätter, 5 Spinatblätter, 5 Karotten und 3 Äpfel entsaften, gründlich verquirlen.

Scharfer Mix
3 Radieschen, 2 Tomaten, 1 grüne und 1 rote Paprika entsaften und verquirlen. Mit Meerrettich abschmecken.

Starke Nerven
175 g rote Bete entsaften, 175 Apfelsaft, 250 ml Karottensaft und 2 EL saure Sahne zugeben und mixen.

Besen
200 ml Sauerkrautsaft, 75 ml Tomatensaft, Kräutersalz, 1 TL Kümmel und 1 Msp. Paprikapulver mixen.

Sandmännchen
250 ml Selleriesaft, 150 ml Tomatensaft und 300 ml Karottensaft vermischen. Mit 1 TL gehackter Petersilie abschmecken.

Jalapeno Heat
300 g Gurke und 25 g Jalapeno-Peppers pürieren, mit 300 ml Tomatensaft vermischen und mit Meerrettich abschmecken. Vorsicht: Der Cocktail ist eine »heiße Sache«!

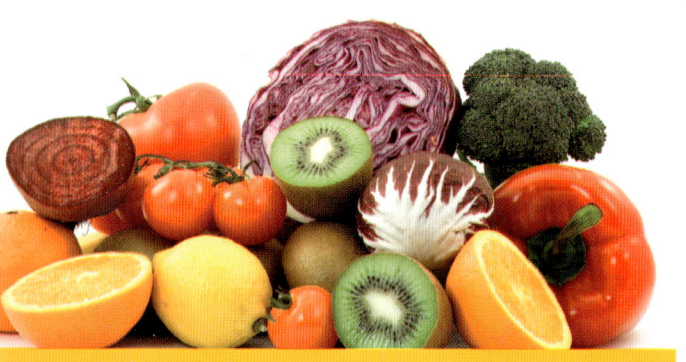

Teetrinken ist Kult geworden, denn die zarten Blätter haben es in sich: Sie können uns aufputschen und beleben, den Kopf klarer machen und Giftstoffe aus dem Körper transportieren. Zudem sind Teezeremonien wahre Entspannungspausen von Stress und Alltagshektik. Folgende Sorten sind voller gesunder Inhaltsstoffe und betören die Sinne mit ihrem Wohlgeruch und exzellentem Geschmack:

- Grüner Tee, pur oder mit Aromen (Zitrone, Mandarine, Jasmin, Pfefferminze, Zitronengras und Limette)
- Lapacho, koffeinfrei, belebend, reich an Mineralstoffen, mit leichter Honignote
- Pu-Erh, soll angeblich schlanker machen und dem Körper beim Abbau von Alkohol helfen
- Rooibos, koffeinfrei, vanilleartiger Geschmack
- Gewürztee mit Pfeffer, Vanille, Zimt etc., stark sättigend
- Kräutertee
- Früchtetee

MOLKE

Sie können Süß- und Sauermolke als Fertiggetränk oder Pulver erhalten. Molke wirkt entschlackend und reinigt den Magen-Darm-Trakt auf vorzügliche Weise. Sie können das Getränk mit Fruchtsäften mischen (oder ab und zu ein Glas davon Ihrem Badewasser zusetzen – das macht die Haut streichelzart und samtweich).

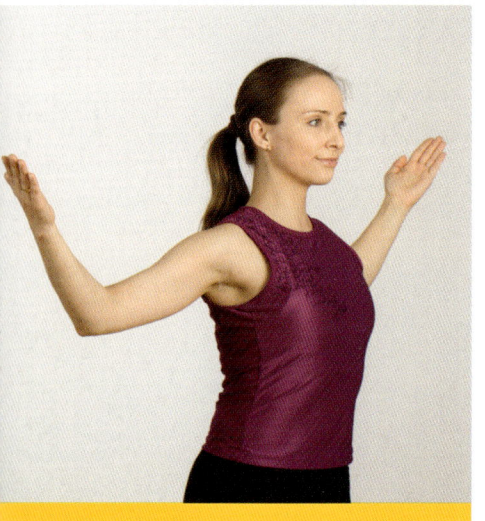

Sie haben das BBP-Powerprogramm absolviert und sind Ihrem eigentlichen Potenzial bereits ein großes Stück nähergekommen. Wenn Sie am Ball bleiben und Ihren Körper fit halten, werden Sie einen großen Energiezuwachs verzeichnen und alte Lasten abwerfen. Sie werden freier für das Wesentliche in Ihrem Leben und blicken allen Geschehnissen und Anforderungen mit mehr Selbstbewusstsein und Gelassenheit entgegen. Schönheit und Sinnlichkeit werden wieder vermehrt Einzug in Ihren Alltag halten, und in Krisenzeiten sind Sie fest in sich selbst verankert und bauen auf einem unerschütterlichen Fundament – Ihrer eigenen Stärke. Sind Sie erst stärker, haben Zweifel wenig Chancen.

Der Mut, sich dem Leben hinzugeben, verleiht Flügel …

Das sind wirklich gute Aussichten, die Lust auf mehr machen – mehr Training, mehr Lebensfreude und mehr Gesundheit!

Bilder der Übungssequenzen: Tilo Wiedensohler, energyzone

Bilder www.fotolia.com:

S. 5, 52: KeeT; S. 6, 120, 139: Liv Friis-larsen; S. 8: Skogas; S. 9: iofoto; S. 10: unpict; S. 13: Alex Bramwell; S. 15: Dennis Oblander; S. 16: Andres Rodriguez; S. 17: Kzenon; S. 19: Angie Lingnau; S. 21: Galina Barskaya; S. 23: Willi Hofer, Steven Pepple; S. 26: diego cervo; S. 27: Philip Date; S. 29, 42: Yuri Arcurs; S. 31: Liv Friis-larsen; S. 32, 41: Serguei Kovalev; S. 35: robert lerich; S. 36: imageit; S. 38: Anne Katrin Figge; S. 43: ISO K°-photography; S. 49: dean sanderson; S. 51: Gajatz; S. 55: Principal; S. 104: zimmytws; S. 116: Yanik Chauvin; S. 117: Sandra Gligorijevic; S. 118: Sonne Fleckl; S. 119: Connfetti; S. 121: Andrea Rankovic, Tom Mc Nemar; S. 122: Christian Jung; S. 126: Nikola Hristovski; S. 128: Anja Roesnick; S. 129: Dmitrijs Dmitrijevs; S. 130, 132: boettcher & petoe; S. 131: rebvt; S. 134: Witchcraft; S. 135: gourmecana; S. 137: Yvonne Bogdanski; S. 140, 141: Carmen Steiner; S. 142: Dinostock.